대통령부부의 **8체질** 궁합은 과학이다

대통령부부의 8체질 궁합은 과학이다

초판1쇄 발행 2022년 6월 15일
지은이/펴낸이 정윤규

펴낸곳/한국8체질연구소 출판등록/제2021-000076호
이메일 iabc@naver.com
ISBN 979-11-976780-1-1 (03510)

저자 소개: 서강대 경영학과를 졸업(1897)하고, 다국적 기업 3M, Michelin, Allergan, Air Liquide, Emerson에서 재무·회계 전문가(미국공인회계사)로 근무했다.

저서:
「8체질 코리안 힐링」2021년
「Korean Healing」2021년(미국에서 영어로 출간)
「8체질 건강기적」2018년
「화날 때 5분 멘토」2013년

신기하고 놀라운
궁합이야기

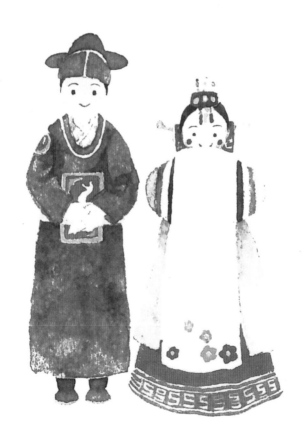

대통령부부의 8체질
궁합은 과학이다

머리말

필자는 30대 때 푸르덴셜생명보험 가입을 위해 정밀피검사를 했는데 측정 수치가 나빠 생명보험 가입을 거절당했다. 이후 어떤 병원치료도 받지 않고, 약이나 건강식품도 먹지 않고 일상의 식생활만으로 회복해 60세인 현재 건강을 누리고 있다.

나의 할아버지는 내가 태어나기 전 돌아가셨고, 아버지도 내가 초등학교 입학하기도 전에 30대의 나이로 간암으로 돌아가셨다. 필자는 이런 유전적인 문제, 그리고 의약분업 전 멋모르고 복용한 독한 감기약, 학창시절 절제없이 마신 술로 간이 크게 상했지만 건강을 되찾았다.

가장 큰 요인은 반대체질인 아내가 불어넣어준 목(木)과 수(水) 기운이 나에게 생기를 줬기 때문이다. 아내는 결혼하기 전 몸이 가냘퍼서 과연 결혼생활을 제대로 할지 부모님이 크게 걱정했다 한다. 그런데 아들을 셋이나 낳아 건강하게 키우면서 뒤늦게 힘든 약대공부를 마치고 약사고시까지 합격했다. 닥치는 대로 아무거나 마구 먹고 살아도 건강하니 엄격하게 식단관리를 하는 나로서는 부럽기만 하다.

태양인 금양체질인 필자는 목(木)과 수(水) 기운이 약한데 소음인 수음체질인 아내는 목(木)과 수(水) 기운이 강해 나의 약한 목(木)과 수(水) 기운을 보완해주고, 필자는 금(金)과 토(土) 기운이 강해 금(金)과 토(土) 기운이 약한 아내를 보완해주기 때문에 함께 건강을 누리는 것이다. 결국 건강은 체질궁합의 문제다.

필자가 8체질 책을 출간한 후 수많은 사람들을 상담하면서 살펴본 바에 의하면 건강은 부부간의 체질궁합이 좌우한다. 체질이 반대면 상생으로 작용해 건강을 누리고, 체질이 같거나 유사하면 상극으로 작용해 병이 난다. 80세, 90세가 되어서도 부부 모두 살아있다면 무조건 반대체질이라 보면 된다. 술 혹은 스트레스가 과도하게 겹친 경우가 아니라면 40대, 50대가 되어 부부 중 한 사람이 암에 걸렸다면 무조건 같은 체질이라 보면 된다. 물론 부부가 체질이 같더라도 8체질 섭생을 잘 활용한다면 어느 정도는 건강문제에 도움을 받을 수 있다.

8체질궁합이 검증 가능한가? 그 답을 하려면 먼저 8체질이 검증가능한가에 대해 답을 해야 한다.

서양과학에 기반한 현대문명이 절반이라면 나머지 절반은 음양오행에 기반한 동양사상이다. 그만큼 동양사상은 심오하고 원대하기에 인간과 우주의 섭리를 이해할 수 있는 가장 확실한 방법이다. 문제는 동양사상은 너무 추상적이라 현실에서 검증하기가 난해하다.

8체질의학도 동양사상의 정수인 음양오행의 프레임에 기반하기에 인간과 우주의 섭리를 들여다 볼 수 있는 창문 역할을 한다. 이런 맥락이라 8체질은 지금까지 동양사상이 명확하게 제시하지 못한 음양오행의 실체를 검증할 수 있다.

8체질은 체질마다 다른 오장육부의 강약서열을 음양오행의 프레임으로 담아 사람의 기운을 다스려 병을 치료한다. 즉, 전신에 퍼져있는 12개 경락상의 혈자리에서 침법을 가해 음양오행의 힘을 조절하면 이에 대응해 오장육부의 기운이 변화하며 치유의 힘이 작동한다. 음양오행에 기반한 이런 치유의 원리는 섭생에 의한 치유에도 적용되고, 반대체질인 사람 사이에 음양오행이 상호작용해 치유되는 것에도 적용된다.

이는 마치 컴퓨터 키보드에 명령어를 입력하면 컴퓨터 프로그램이 작동하는 것과 같다. 8체질의학은 창조주가 인간에게 부여한 '생명을 작동시키는 신비한 코딩'을 밝혀냈고, 이에 따라 8체질침법으로 생체 신호작동 메커니즘에 일시적으로 개입해 인체가 스스로 회복하는 자연치유를 이끌어낸다.

체질마다 오장육부의 장부 서열이 다르기 때문에 8체질침법은 각 체질마다 다르게 적용된다. 만약 체질감별에 오류가 생기면 침법에 부작용이 생긴다. 이 점이 8체질분류가 세상의 모든 체질분류법과 차별화되는 점이다. 즉 이 세상의 모든 체질분류법 중에서 체질분류가 정확한지 여부를 침법으로 검증할 수 있는 것은 8체질분류가 유일하다.

이런 검증가능성이 8체질이 과학적이라는 주장의 논거다. 정확한 8체질감별 능력이 있는 전문가가 감별한다면 같은 체질인 사람은 수백 번을 감별해도 같은 체질이 나오는 것이다.

아래 나오는 표는 이런 기준으로 8체질을 감별한 것이다. 어떤 사람을 감별해도 일관된 결과가 나오고 따라서 아래 표의 감별결과는 100% 신뢰 가능하다.

아래 표는 80세 이상으로 부부가 모두 살아 있는 7쌍에 대해 8체질 감별을 했다. 그 결과는 놀랍게도 모든 부부가 서로 반대체질이다. 이 감별결과는 100% 신뢰 가능한 8체질감별법을 적용했고, 따라서 이 표의 결과는 신뢰할만하다. 즉 8체질감별법을 적용해 부부의 체질을 감별하고 그 결과 도출되는 부부의 체질궁합은 100% 신뢰할만하다. 8체질 궁합은 과학이다.

'80세 이상 장수부부는 서로 반대체질이다'라는 말을 뒤집어 생각하면, 부부가 반대체질이 아니면 부부 중 한 사람은 80세를 넘길 수 없다는 의미다. 그렇다면 이를 해결할 방법은 없는가? 반대체질 부부가 장수하는 원리에 해답이 있다.

왜 반대체질이면 건강을 누리고 장수하는가? 앞에서 필자의 부부 사례로 설명했듯이, 음양오행의 기운이 서로 보완적이라 상생의 기운이 상호작용하기 때문이다. 사람과 사람 사이에 상호작용하는 음양오행의 기운처럼, 사람과 음식 사이에도 음양오행의 기운이 작용해서 서로 보완적인 경우 상생이고 서로 음양오행이 겹치는 경우 상극이다. 즉 나와 상생인 음식으로 건강을 다스리는 것이 8체질섭생이다. 이런 기준으로 각 체질별로 작성된 것이 8체질섭생표다.

이런 원리 때문에 8체질섭생을 잘 활용해 건강관리를 하면 부부가 반대체질이 아니어도 두 사람 모두 80세를 넘게 살 수 있는 가능성이 높아진다.

7쌍의 장수부부 체질감별 결과

*괄호는 배우자 사망시 부인 나이

	생존				작고				궁합 항목별 평가			
	남편		부인		남편		부인		음양	오행	교감	좌우
	체질	나이	체질	나이	체질	나이	체질	나이			신경	
사례1	토양	93	수양	85					상생	상생	상생	약함
사례2					금양	83	목양	93 (82)	상생	상생	상생	약함
사례3	금양	90	목양	83					상생	상생	상생	약함
사례4	금음	93	목양	93					상생	토 약함	상생	상생
사례5	목양	89	금양	81					상생	상생	상생	약함
사례6	금양	85	목양	85					상생	상생	상생	약함
사례7	목음	86	수양	83					약함	상생	상생	상생

비교사례

	생존				작고				궁합 항목별 평가			
비교 사례1			목양	69	금양	53			상생	상생	상생	약함

우리나라 역대 대통령부부의 수명을 분석하면 놀라면 결과가 도출

된다(이 책의 제2장에서 다뤘다). 유고로 사망한 경우가 아니라면 부부 모두 80세를 넘게 장수했다. 8체질궁합으로 보면 대통령 부부들이 서로 반대체질이라는 추정이 가능하다. 대한민국 최고 권력자의 된 부부의 궁합은 뭔가 다를 거다. 8체질궁합을 포함하는 더 넓게 확장된 궁합이 있을 것이고, 이 확장된 궁합이 그들이 최고권력자가 되도록 이끌었을 것이다.

사주궁합은 수백 년 동안 우리 민족의 생활속에서 함께해왔다. 자유연애가 보편화된 지금은 덜하지만 이전에는 남녀가 결혼하려면 반드시 사주궁합을 보는 게 불문율이었다.

궁합이란 다른 두 객체가 합치면 잘 어울려 서로 형편이 좋아지는 상생이냐 아니면 반대로 서로 맞지 않아 해가 되는 상극이냐 여부를 판단한다.

사람에게는 음양(陰陽) 오행(五行: 木火土金水)이란 기운이 흐르는데, 이 기운들 사이의 서열이 체질마다 다르다. 음양(陰陽)에서 음(陰)의 기운이 양(陽) 기운보다 강한 사람이 있고, 오행 중에서도 목화토금수에서 강약의 서열이 체질마다 다르다.

사람뿐 아니라 모든 음식, 물질에도 음양오행의 기운이 흐르고 각각마다 그 기운의 구성이 다르다.

가령 은(silver)은 수(水)의 기운을 포함한다. 사람들 중에서 수(水)의 기운이 강한 체질은 태음인 목양체질, 태양인 금음체질, 소음인(수양체질, 수음체질)이다. 이 체질인 사람이 은 장신구를 착용하면 같은 수(水) 기운이 겹치니 은반지의 색깔이 어둡게 변한다. 반대로 수 기운이 약한 태음인 목음체질, 태양인 금양체질, 소양인(토양체질, 토음체질)이 은반지를 착용하면 색깔이 밝게 유지된다. 그러나 순도가 낮은 경우는 체질에 상관없이 시간이 지나면 변색된다.

이렇게 사람이 은반지에 영향을 받는 것처럼, 같은 사람끼리도 음양오행의 기운이 상호작용하기 때문에 건강에 영향을 미친다. 가령, 태음인 목음체질은 수 기운이 약하니 수 기운이 강한 태양인 금음체질에게 수 기운을 받을 수 있어 건강에 도움이 된다. 그런데 사람은 수 기운 하나면 관여되는 것이 아니고 음양오행이라는 일곱가지 기운이 상호작용하기 때문에 이 전체의 상호보완성을 따져 궁합이 서로 맞나 여부를 가름할 수 있다. 건강은 전적으로 이 음양오행의 기운이 서로 맞느냐 여부로 좌우된다.

　건강이 사람 사이의 음양오행에 의해 좌우된다 했는데, 건강은 우리 인생사의 한 면에 불과하다. 길흉화복 부귀영화 등 인생의 여러 측면이 있다. 건강이 음양오행의 힘에 의해 좌우된다면, 길흉화복 부귀영화를 결정하는 데는 음양오행 이상의 다른 보이지 않는 기운이 있을 것이라 추정할 수 있다. 난 8체질의학을 이용해 한 사람에게 음양오행의 서열이 어떻게 구성되었는지 레이저침이나 물질 혹은 음식을 도구로 사용해 측정할 수 있지만, 길흉화복 부귀영화를 좌우하는 보이지 않는 힘의 존재를 판단할 수 있는 능력은 없다. 이런 음양오행의 경지를 넘어선 기운을 읽어낼 수 있는 영적인 능력을 보유한 사람이 있다. 8체질의학이 보이지 않는 음양오행의 기운을 측정할 수 있는 수단을 찾아낸 것처럼 이런 영적인 영역이라는 것도 결국 음양오행처럼 물질적인 차원에서 규명할 방법이 있을 것이고 이는 과학의 영역이라고 생각한다. 다만 현재의 과학 수준으로 시공을 넘어선 무한대의 자연법칙과 우주의 섭리를 이해하지 못할 뿐이다.

　궁합이 사람 사이의 건강에 어떤 영향을 미치냐는 한 사람에게 음양오행의 서열을 측정해 체질을 감별하고 그것을 다른 사람의 체질과 비교하면 된다. 길흉화복 부과영화를 결정하는 차원의 궁합은 극히 드물게 보는 영적인 차원의 능력이니 이 글의 범위를 벗어난다.

이 책에서는 8체질 감별 및 건강상담을 하면서 필자가 직접 눈으로 확인한 사람 사이의 궁합 사례를 다루고 있다.

	전통적인 궁합	8체질 궁합
예측 영역	인생사 전반(생로병사, 길흉화복)	건강
검증 가능성	검증 불가능하다	실제 부부의 체질과 건강상태를 비교해 검증 가능하다.
특징	추상적이다	구체적이다

대한민국을 세계에 가장 잘 알릴 수 있는 최고의 자랑거리는 8체질입니다. 대한민국 모든 자랑거리를 다 합쳐도 8체질만큼 자랑스러운 것은 없습니다. 8체질로 우리 사회를 들여다 보면 새롭게 조명되는 창조주의 섭리에 경탄하게 됩니다. 8체질궁합도 그 중 하나입니다. 이 자랑스러운 8체질이 인류문명의 중심에서 빛나기를 바랍니다.

2022년 6월 15일

정윤규

덧붙이는 말

서양과학은 물리적 실체에 기반한 자연법칙을 탐구하기 때문에 논리적으로 전개된다. 여기에 인간의 추상적이고 주관적인 요소가 스며들 여지가 없다. 계절마다 매일마다 하늘의 해가 동녘에 떠서 서녘으로 지기까지 자연의 법칙이 지배하고 인간의 어떤 바램이나 개입도 영향을 미치지 못한다. 이런 논리성 덕분에 서양과학은 서툰 걸음마 단계를 거쳐 먼 우주에 탐사선을 보내는 단계까지 발전해왔고 그 결과 현대문명을 대표하기에 이르렀다.

0과 1이라는 두 숫자가 반복과 전개를 거듭하며 고도의 연산을 하는 슈퍼컴퓨터로 확장된다. 아데닌과 사이토신이 반복되는 염기서열이 마그네슘의 존재 하에 4중 나선구조의 무한 전개가 인간이라는 생명체로 확장된다. 이런 논리의 전개를 탐구하다 보면 과학적 업적으로 노벨상도 받게 된다.

이에 비해, 음양오행에 기반한 동양사상은 물리적 영역에서 검증 불가능한 한계와 추상성 때문에 세대를 이어 오랜 세월 연구해서 깊어지고 넓어질 수 없다. 하나의 연구가 다음 연구로 이어지기 위해서는 논리적 전개와 검증이라는 토대를 구축해 쌓을 수 있어야 하지만 이런 접근법이 없다. 이런 한계 때문에 현대문명의 중심으로 들어가지 못하고 주변에 머무는 것이다.

서양과학의 모든 내용은 인간 두뇌 안에 있는 것을 외부 세상에 구현하고 펼친 일부에 불과하다. 물질 영역에서 검증 가능하고 구현가능한 것만 과학이라는 프레임을 통해 세상에 내놓은 것이다. 주목할 것은, 인간의 두뇌는 우주의 신비만큼 무한하다는 것이다. 인간을 소우주라고 하는데, 인간의 두뇌 자체가 시공을 뛰어넘는 우주 그 자체의 능력이기에 빛보다 빠른 한 순간에 모든 것을 알아채는 것이다. 현대과학이 오감의 차원이라면 동양사상은 오감을 넘어선 보이지 않는 기운의 차원이다. 현대과학이 무한에 이르면 그 세계가 곧 동양사상의 차원이다. 즉 무한 우주를 현대과학의 말과 글로 검증하고 구현할 수 없지만 동양사상은 인간 두뇌라는 매개체를 통해 무한 우주의 능력을 펼칠 수 있다. 그 한 예는 우리 선조들이 대대로 보는 궁합이고 사주풀이다.

문제는 궁합이나 사주라는 것이 글로서 도출하는 경우 풀이하는 사람마다 각기 다르고 검증을 할 수 없으니 뭐가 맞는지 틀린지 모른다. 분명 궁합이나 사주라는 것이 있기는 하고, 신통하게 맞는 경우가 있는데 그것을 모두가 납득할 수 있게 검증하고 설명할 수 없다는 것이다.

이 책에서는 궁합을 건강 영역에 한정해서 8체질 관점에서 명확하게 검증하고 설명할 수 있다. 이러한 수준으로 궁합을 다루는 것은 이 책이 최초이다.

목차

머리말   7

덧붙이는 말   14

제1장 신기하고 놀라운 8체질 궁합 이야기   20

  (1)   축구선수 부모의 체질은 서로 상생일까 상극일까   22
  (2)   연애하면서 겪는 신체적 변화   26
  (3)   아토피가 있는 남자친구와 살면서 저도 아토피가 재발했어요   28
  (4)   잠자리를 갖고 난 후 몸살 증상   29
  (5)   남자 구실을 잘 못하고 있습니다   30
  (6)   복상사   32
  (7)   나이를 거꾸로 먹는 90대 여성   33
  (8)   15년을 건강문제로 극심하게 시달린 30세 여성이 한 달만에
        회복하며 자연스럽게 10kg을 감량하다   35
  (9)   현대의학 혈액검사의 경이로운 예측 능력   37
 (10) 40대, 50대에 암이 왔다면 부부 체질은 어떨까   38
 (11) 체질이 같은 부모에게 태어났고, 같은 체질인 여성과
        결혼한 30대 남성   41
 (12) 마지막 지프라기가 낙타의 등을 부러뜨린다   42
 (13) 볼품없는 빈약한 초가집이 100년 간다   44
 (14) 왜 태양인 부부는 난치병에 걸릴 가능성이 높은가   45
 (15) 가족 체질이 같아 3년만에 병이 난 사례   45
 (16) 비만과 가족의 체질궁합 1   48
 (17) 비만과 가족의 체질궁합 2   49
 (18) 둘째 아이를 낳고 건강이 좋아졌어요   50
 (19) 뇌전증을 앓던 아이가 결혼 후 건강한 가정의 가장이 되었다   51
 (20) 호날두의 강인한 체력은 어떻게 형성되었나   52
 (21) 손흥민은 호날두 사례와 유사하다   53
 (22) 장거리 여행 때 옆자리에 누가 앉느냐에 따라 달라지는 컨디션 54
 (23) 운동선수 출신 건강 vs 연예인 출신 건강   55

(24) 8체질 궁합을 고려해야 할 상황   56

(25) 8체질 궁합과 영적인 궁합의 차이   57

제2장 8체질 궁합은 과학이다   60

(1) 부부가 반대체질이 아니라면 한 사람은 80세를 넘길 수 없다   60

(2) 대통령 부부의 8체질 궁합   65

(3) 사람에게는 끌림이라는 느낌이 있다   67

제3장 8체질은 난치병을 치유한다   69

(1) 70세 남성이 8체질섭생만으로 3개월만에 당뇨약을 끊다   69

(2) 간암수술 후 재발한 남성이 8체질섭생만으로 건강을 회복하다 70

(3) 간암으로 3개월 시한부 삶을 선고받은 남성의 회복 사례   71

(4) 중증 하지근무력증과 만성두통에 시달리던 여성이 뇌수술
대신 8체질섭생만으로 회복   71

(5) 기적 같은 자연치유를 경험했습니다   72

(6) 미국 메이저리그에서 활약하는 한국인 야구선수들의 체질   74

제4장 보이지 않는 생체에너지 이해하기   78

(1) 만물이 생체 에너지에 영향을 미친다   78

(2) 8체질 분류   82

(3) 체질에 따른 생체에너지 반응 차이   83

(4) 경락의 존재를 규명하기 위한 과학적 접근   98

제5장 8체질 감별법   101

[1] 8체질 감별: 문진으로 감별하기   101

(1) 8체질 초보자가 감별 정확도를 70%로 내는 법: 태양인 특성 101

(2) 태음인(목양, 목음), 소양인(토양, 토음),
소음인(수양, 수음) 특성   116

(3) 금양체질과 토양체질의 차이   121

(4) 태양인과 소음인의 차이   122

(5) 태양인과 태음인의 차이   123

[2] 8체질 감별 사례   125

(1)	땀 많은 체질 어떻게 해야 할까요	125
(2)	태양인 체질의 신체반응	127
	[3] 8체질 감별법: 신체적 반응으로 측정하기	132
(1)	보이지 않는 생체에너지 측정하기	132
(2)	8체질 감별: 신체적 반응으로 측정하기	137
	[4] 8체질 감별현황	146
(1)	8체질 감별 현황	146
(2)	왜 전문가들조차 8체질 감별 오류가 흔한가	148

제6장 8체질 섭생   150

(1)	대분류 4체질과 그 섭생	150
(2)	8체질 섭생 이해하기	152
(3)	8체질 섭생의 원리	155
(4)	8체질 섭생표	169

제7장 8체질 건강관리   188

(1)	심각한 건강문제를 겪는 사람은 왜 대부분 태양인인가	188
(2)	자기 전에는 배 고팠다가 자고 일어나면 왜 배고픔이 사라지나요	189
(3)	유익함을 찾는 플러스 건강법보다 해로움을 피하는 마이너스 건강법	189
(4)	8체질의 자연치유 개념	190
(5)	냉수샤워	193
(6)	아토피성 피부염(Atopic dermatitis)	197
(7)	식초	204
(8)	김치(Kimchi)	205
(9)	시중의 건강음료를 조심하세요	206
(10)	암환자의 암억제약물 복용 여부	208
(11)	밀과 백미	209
(12)	유근피	212
(13)	두 얼굴의 소금	214

(14)   물은 얼마만큼 마셔야 할까   216

(15)   운동시간, 운동강도, 운동량은 어느 정도가 좋은가   220

(16)   푸른잎채소와 녹즙   222

(17)   건강한 식생활과 다이어트   223

(18)   수맥이 건강에 미치는 영향   230

(19)   전자파의 위험성   233

(20)   구충제와 암치료   236

(21)   8체질과 색깔   244

(22)   8체질과 산후조리   247

(23)   은(silver)의 순도와 변색   248

부록   **249**

제1장 신기하고 놀라운 8체질 궁합 이야기

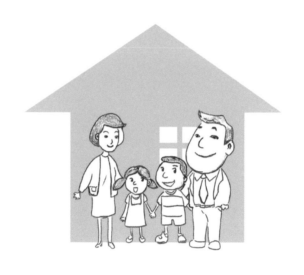

체 질	이상적	매우좋음	좋음1	좋음2	보통1	보통2	나 쁨	최 악
금양체질	목양체질	수음체질	목음체질	수양체질	토양체질	금음체질	토음체질	금양체질
금음체질	목음체질	토양체질	목양체질	토음체질	수음체질	금양체질	수양체질	금음체질
목양체질	금양체질	토음체질	금음체질	토양체질	수양체질	목음체질	수음체질	목양체질
목음체질	금음체질	수양체질	금양체질	수음체질	토음체질	목양체질	토양체질	목음체질
토양체질	수양체질	금음체질	수음체질	금양체질	목양체질	토음체질	목음체질	토양체질
토음체질	수음체질	목양체질	수양체질	목음체질	금음체질	토양체질	금양체질	토음체질
수양체질	토양체질	목음체질	토음체질	목양체질	금양체질	수음체질	금음체질	수양체질
수음체질	토음체질	금양체질	토양체질	금음체질	목음체질	수양체질	목양체질	수음체질

위의 표는 각 체질별로 다른 체질과의 적합도를 순서로 매겼다. 주변에 부부 둘 다 80세가 넘어 스스로 거동이 가능한 상태로 살아 있다면 서로 반대체질이라 보면 틀림없다. 그만큼 체질은 가족 상호간의 건강에 강력하게 작용한다. 표에서 '이상적'이라 분류된 체질조합은 건강을 누리는데 가장 바람직한 조합이다. 엘리샤베스 2세 영국여왕(94세, 금음체질 추정)과 남편 필립공 (99세, 목음체질 추정)이 이

런 조합으로 추정된다(2021년 기준).

표의 맨 끝에 있는 '최악' 조합은 서로 건강에 악영향을 미친다. 전 세계 최강의 골키퍼로 명성을 떨친 이케르 카시야스(Iker Casillas, 39세)는 2020년 심장마비를 겪고 쓰러졌다. 그의 부인 사라 카르보네로(Sara Carbonero, 37세)는 2019년에 난소암 진단을 받았다. 같은 체질의 부부에게 흔한 건강상 불행이다. 이런 류의 건강문제는 8체질이 아니고서는 해결할 방법이 없다. 이렇게 부부가 체질이 같으면 자녀도 그 체질 특유의 난치병을 갖고 태어날 가능성이 높다.

부부가 같은 체질일 때는 강한 장부가 더 강해지고 약한 장부는 더 약해져서 장부의 불균형이 심화된다. 소아난치병는 체질이 같은 부부의 특성이 한 방향으로 더 치우친 것이 원인이 되어 타고난다. 물론 같은 체질의 부부 사이에 출생한다고 해서 모두 난치병에 걸리는 것은 아니다.

체질이 유전된다는 점을 감안할 때 같은 맥락으로 거론될 수 있는 것이 혈족간 결혼으로 인한 질병과 유전병의 문제다. 고대 이집트 프톨레마이오스 왕조, 신성로마제국 합스부르크 가문 그리고 러시아 제국의 로마노프 왕조는 가족이나 친척간의 혼인으로 그들의 순수혈통을 이어갔다. 그 결과 비슷한 유전자를 가진 부모로부터 열성유전자를 물려받을 확률이 높아져 질병과 유전병의 원인으로 작용했다. 합스부르크 자식들은 간질·통풍·수종에 시달렸고, 로마노프 가문 아들들은 혈우병에 시달렸다.

다음은 같은 체질의 부부에게서 나타날 수 있는 선천적인 질환의 사례이다.

- 토양체질 부부 : 불임
- 금양체질 부부 : 골수구성백혈병, 백혈구감소증, 재생불량성 빈혈

- 금음체질 부부 : 근무력증
- 목양체질 부부 : 뇌성마비, 지체부자유아
- 수음체질 부부 : 선천성 뇌수종, 임파구성백혈병

자식이 없는 부부가 아이를 입양했는데 얼마 후 부부가 임신했다는 사례가 종종 있다. 입양된 아이가 부부와 반대체질이라 부부에게 부족했던 음양오행의 기운을 보완해준 덕분에 부부의 면역력이 높아지면서 임신까지 이어졌을 가능성이 높다.

체질과 유전

태양인, 소양인, 태음인, 소음인 여부는 혈액형처럼 유전된다. 그러나 사상체질에서 다시 8체질로 세분되는 것은 다를 수 있다. 예를 들면, 부모 한쪽이 태양인 금양체질이면 자식은 금양체질 혹은 금음체질이 될 수도 있다.

(1) 축구선수 부모의 체질은 서로 상생일까 상극일까

축구는 격렬하게 뛰는 운동이라 심폐기능과 체력이 가장 중요한 종목이다. 위의 두 가지 조건을 갖추지 못하면 축구선수가 될 수 없다.

① 심폐기능이 뛰어난 체질이 따로 있다. 총 8개의 체질 중 세 개의 체질이 이에 해당된다. 태양인 금양체질, 태양인 금음체질, 소음인 수양체질이 이에 해당된다.

② 체력을 결정하는 요인은 부모의 체질궁합이다. 부모가 서로 반대체질이어야 자녀가 강한 체력을 가질 수 있다. 부모의 체질궁합이 좋으면 자녀가 매우 건강하게 자라니 당연히 체력이 강하다.

심각한 병을 앓고 있는 환자들을 보면 부모의 체질이 같거나 유사한 경우이고, 이럴 경우 당연히 자녀는 체력이 약하니 운동선수로는 부적합합니다. 체력이 약한 사람은 아무리 기술이 좋아도 선수가 될 수 없습니다.

즉, 축구선수는 금양체질/금음체질/수양체질 중에서 한 체질에 속하고, 그들 부모는 서로 체질이 반대다.

부부가 서로 체질이 반대면 건강을 누리며 장수한다. 당연히 축구선수 부모들은 서로 체질이 반대라서 상생으로 작용하니 양호한 건강상태를 누린다. 그러나 예외도 있다. 호날두 아버지가 그 예다.

호날두는 금양체질인 아버지를 닮았다. 그의 어머니는 정반대체질인 목양체질이라 호날두는 가장 이상적인 상생의 기운을 받고 성장한 것이다. 그의 아버지도 당연히 건강을 누려야 정상이다. 그러나 금양체질의 가장 취약점은 간이 약해 육고기와 술이 치명적이라는 것이다. 그의 아버지는 술을 즐겨 간경화로 인해 53세에 사망했다.

손흥민도 금양체질이다. 그의 어머니는 정반대체질인 목양체질이다. 손흥민 역시 어머니의 상생의 기운을 받고 커서 강인한 체력과 우월한 체격을 형성할 수 있었다.

손흥민 아버지의 체질은 금양체질이다. 그가 프로축구선수 출신인을 감안하면 그의 부모(손흥민의 조부모) 역시 서로 반대체질이고 그런 상생의 기운으로 인해 강인한 체력과 우월한 체격을 형성할 수 있었다. 그리고 그가 결혼해서 운 좋게 부모대에 이어 배우자까지 반대체질을 만났으니 2대에 걸쳐 상생의 기운이 작용해서 손흥민 같은 세계적인 선수가 나온 것이다.

김현아씨는 금양체질이다. 그의 어머니는 정반대체질인 목양체질이다. 어머니의 상생의 기운을 받고 건강하게 성장한 김현아씨는 중학교 때 학교 농구감독의 눈에 띄어 뒤늦게 농구를 시작했고 전국대회 입상한 성적으로 대학에 진학했다.

격렬히 뛰는 축구, 농구, 육상 같은 종목은 금양체질, 금음체질, 수양체질에 적합한 운동인데, 그 중에서 금양체질이 가장 뛰어난 체력을 가지기 때문에 세계적인 선수는 대부분 금양체질이다.

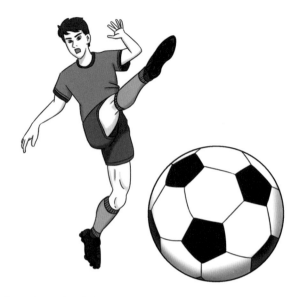

 중고등학교 축구가 열리는 경기장에 가면 선수의 부모들 모습을 볼 수 있다. 선수들은 또래들에 비해 훨씬 우월한 신체를 가졌는데 부모들은 의외로 아주 평범한 키에 체격적으로도 내세울 거가 없다. 나무를 보면 땅을 알 수 있듯이 선수들의 우월한 체격은 부모로부터 내려온 것이어야 하는데 자녀와 부모의 이런 불일치는 어떻게 설명해야 하는가?

 평범한 부부에게 뛰어난 축구선수 자녀가 나올 수 있는 이유는 부부 체질이 반대라서 자녀가 성장할 수 있는 최적의 조건을 제공하기 때문이다. 비록 부모는 체격 및 체력이 평범해도 상생의 부모 슬하에서 자란 2세는 우월한 신체를 가지는 것이다.

 체격과 체력은 유전되는 것이라면 뛰어난 축구선수는 결혼해서 좋은 체격조건을 지닌 뛰어난 2세 축구선수를 낳아야 맞다. 그런데 현실은 이와 반대다. 물론 앞에 언급한 손흥민 및 그의 아버지 모두 축구선수로서 대물림하는 경우도 있지만 그런 경우는 드물다. 이를 어떻게 설명해야 하는가?

비옥한 토지에 떨어진 씨앗은 거목이 되고, 황무지에 떨어진 씨앗은 관목이 된다. 부모가 서로 체질이 반대이면 아이는 건강하게 잘 자라지만, 부모가 서로 체질이 같으면 병치레를 하며 허약하게 자랄 수밖에 없다.

축구선수는 전부 금양체질, 금음체질, 수양체질인데 이 체질은 호리호리한 몸에 훤칠한 외모가 많다. 특히 부모의 기운을 잘 받아 최적의 조건에서 성장해서 외모가 부족함이 없다. 여성들 역시 이 세 체질에 빼어난 몸매의 미인이 많고, 그 결과 이들 체질은 서로 같은 체질이나 비슷한 체질과 만날 확률이 높다. 부부가 체질이 같거나 유사하면 아이 역시 부모의 체질을 닮고 가족 전체가 음양오행의 기운이 한쪽으로 쏠리기 때문에 가족끼리 상생보다 상극으로 작용하고, 아이는 허약하게 자랄 수밖에 없다.

세계적인 명성을 누리는 축구선수 아버지의 직업을 따라 어릴 적부터 아이들에게 축구를 가르치는 뉴스가 심심치 않게 미디어에 소개된다. 그럼에도 대를 이어 뛰어난 축구선수, 농구선수, 육상선수가 나오지 않는다. 세계 스포츠계를 휩쓸던 스타들의 자녀들을 보면 이는 명확하게 드러난다.

특히 주목할 부분은 선수 본인과 엄마의 체질 조합이다. 아이는 엄마의 품에서 자라기 때문에 엄마와 체질이 반대일 때 서로 기운이 보완적으로 작용해서 아이가 건강하고 체력이 강하게 성장한다. 아이가 엄마와 체질이 같더라도 아버지 체질이 반대이면 역시 보완적으로 작용하니 가족 전체로서 상생이 작용한다.

이렇게 부모가 반대체질이어야 자녀가 건강하게 성장한다 했는데, 반대로 부모의 체질이 같으면 아이는 병치레를 자주 하며 허약하게 자랄 수밖에 없다. 아래에 소개한 글 중에 '체질이 같은 부모에게 태어났고, 같은 체질인 여성과 결혼한 30대 남성'이라는 제목으로 강석두씨 사례를 소개했다. 부모가 같은 금양체질인 상극의 환경에서 자란 강석두는 결혼까지 같은 체질인 여성과 하게 되었고 결혼 수 개월 만에 사소한 식중독이 시발점이 되어 이후 회복하지 못하고 심각한 건강문제로 투병을 시작하게 되었다.

(2) 연애하면서 겪는 신체적 변화

질문자:

저는 건강한 편이라서 장염에 걸리거나 현기증을 느껴본 적이 없습니다. 제가 사귀는 여성은 장염에 자주 걸리고 현기증도 잦습니다. 그런데 그 여성과 사귀고 나서부터 저도 매일 현기증이 났습니다. 그 여성과 만나면 키스도 하고 관계도 갖습니다.

공복감을 느껴본 적이 없던 제가 그 여성과 사귄 후부터 배가 끊어질 듯한 공복감을 느꼈습니다. 터본 적이 없던 입술도 그 여성처럼 심하게 트고, 손이나 발에 땀이 없었는데 그 여성처럼 땀이 많아지더니 핸드폰 터치할 때 짜증이 날 정도로 땀이 쏟아집니다.

그 여성과 헤어진 요즘은 현기증이 조금 줄기는 했지만 그 여성이 겪었던 다른 증상은 아직도 그대로 저에게 일어나고 있습니다.

무엇 때문에 몸이 닮아가는 것인가요?

답변:

남녀가 체질이 같은 경우 음양오행의 강약 서열도 같기 때문에 강한 기운은 더 강하게 쏠리고 약한 기운은 더 약하게 쏠려서 전체적으로 장부의 불균형이 심화됩니다. 그 결과 생체기능이 저하되어 몸에서 이런 저런 증상이 나타납니다. 질문자님이 겪고 있는 건강문제가 이에 해당됩니다.

그 여성이 몸이 그렇게 약하다는 것은 부모의 체질이 같고, 그 결과 가족 전체가 체질이 같기 때문에 그 여성이 건강하게 자라지 못한 것입니다.

이에 비해 질문자님은 그 여성과 체질이 같지만 부모의 체질과 반대라서 질문자님의 음양오행 중에서 약한 기운을 부모에게 보완받아 건강하게 자란 것입니다. 부모님 역시 반대체질인 아들에게 약한 기운을 보완받으니 서로 윈윈하는 상생의 관계라 건강을 누리는 것이죠. 만약 질문자님 부모가 같은 체질이었다면 질문자님도 그 여성과 유사한 양상으로 건강문제를 미리 겪었을 것입니다.

질문자님의 건강이 나빠져 나타나는 여러가지 증세가 그 여성과 같은 이유는 체질이 같기 때문입니다. 오장육부의 강약 서열이 같고 그래서 신체구조가 비슷하기 때문에 몸에서 일어나는 증상도 비슷하게 나타나는 것입니다. 즉 증세가 옮아 그런 것이 아니라는 것이죠.

이렇게 체질이 같으면 몸에서 병이 날 때도 유사하게 양상이 전개됩니다. 이런 양상의 건강문제는 대개 태양인 금양체질이나 혹은 태양인 금음체질에게 나타납니다.

산업화 이전 농경사회에서 곡식과 채식 위주의 식생활을 하던 시절에는 건강하던 체질들이 산업화로 식단이 바뀌면서 건강문제를 겪고 있습니다. 이 체질이 태양인(금양체질, 금음체질로 세분됨)입니다. 태양인은 간의 해독기능이 약하고 담즙분비가 적어 소→쇠고기→우유→요쿠르트 이런 식으로 연결되는 식품이 안 맞습니다. 모든 육고기, 라면/ 기름기 많은 음식, 식용류로 튀긴 음식/ 밀가루 트랜스지방으로 된 가공식품(피자, 라면, 햄버거, 빵, 과자, 햄, 소시지 등), 참기름/들기름으로 조리한 음식도 안 맞습니다. 집이 아닌 식당에서 식사를 하는 경우 소화불량으로 속이 메스껍거나 두통, 노곤하고 졸리는 증상을 겪기도 한데, 화학조미료, 불량 식재료, 튀기거나 기름기 많은 음식이 주 원인입니다.

다른 체질은 부부가 체질이 같아도 상대적으로 건강에 타격이 덜 한 이유는 간이 약하지 않아 현대 식단이 덜 해롭고 그래서 현대의 풍부한 영양 공급의 혜택을 더 활용할 수 있기 때문입니다.

(3) 아토피가 있는 남자친구와 살면서 저도 아토피가 재발했어요

여성 질문자:

어릴 때 아토피가 있었지만 초등학생이 되고 나서부터는 아토피가 없었습니다. 현재 20대 초반이고 결혼할 남자친구과 함께 살고 있습니다. 남자친구가 몸에 아토피가 있는데 같이 살다 보니 저도 다리 접히는 곳이 가렵고 피부가 두꺼워졌습니다. 아토피는 전염되지 않는 걸로 아는데, 저는 아토피 나은지가 10년도 더 넘었는데 왜 갑자기 아토피가 나타났을까요?

답변:

오장육부의 특성상 아토피는 주로 태양인 금양체질에 발생합니다. 간의 해독기능과 신장의 노폐물여과기능이 약해 체질에 해로운 식품을 즐기는 경우 몸의 염증수치가 높아져 건강 문제가 피부로 나타나는 것이죠.

엄마와 아빠의 체질궁합이 안 좋은 경우 아이가 엄마와 같은 체질이면 엄마와 아이 모두 면역력이 저하되는데 아이에게 아토피가 나타나는 사례도 드물지 않습니다.

질문자님의 경우는 같이 살고 있는 남자친구와 체질이 같은 금양체질이라 음양오행이 서로 보완적이지 못하고 한쪽으로 치우쳐 면역력이 저하되어 아토피가 재발한 것으로 추정됩니다. 남자친구 역시 면역력이 저하되었을 테니 증세가 더 심해졌을 것입니다.

8체질 섭생으로 식생활을 개선하면 면역력이 높아져 증세가 완화될 것입니다.

(4) 잠자리를 갖고 난 후 몸살 증상

질문자1:

밤 9시 정도 콘돔 없이 잠자리를 가졌는데 밤 12시 정도부터 피로감, 무력감, 근육통이 있습니다. 자고 일어나서도 피로감, 무력감이 듭니다. 성병 증상일 수 있나요?

질문자2:

남편과 잠자리를 하면 움직일 때마다 자꾸 토하려고 하고 아랫배도 아픕니다. 이런 증상이 1년 정도 지속되고 있습니다.

질문자3:

남자친구와 잠자리를 갖고 나서는 다리에 힘이 풀려 움직이지 못하고 쉬어야 합니다. 겨우 몸을 추스려 조금 걷다가도 주저앉게 됩니다. 병원에 가봐야 하는 건가요?

질문자4:

남자친구와 키스(타액의 교환)를 하고 나면 몸이 붓고 아픈데 세균이 들어와 그런가요?

공통 답변:

마사지 전문가에게 마시지를 받는 직후 컨디션이 좋았지만 이후 점차 컨디션이 떨어져 3시간쯤 지나자 극심한 피로감을 느꼈다는 사례가 있습니다. 어떤 경우에는 마사지를 받고 일주일동안 감기 몸살을 앓았다는 사례도 있습니다.

이 두 사례는 마사지를 해주는 사람과 마사지를 받은 사람이 같은 체질이어서 발생한 것입니다. 마시지를 받을 때는 전신이 자극되어 혈액순환이 촉진되니 몸이 가볍고 상쾌하지만 동시에 마시지로 인해 체질이 같은 두 사람의 음양오행이 한쪽으로 치우치고 그 영향으로 시간이 지남에 따라 점차 생체기능이 저하됩니다. 그 결과 극심한 피로감을 느끼게 됩니다.

마사지를 해주는 사람과 마사지를 받은 사람이 반대체질일 경우 마사지의 효과에 더해 두 사람의 음양오행이 보완적으로 작용해 엄청난 건강증진 효과가 있습니다.

남녀가 잠자리를 갖는 것도 신체적 접촉을 갖는다는 점에서 위의 마사지 사례와 유사한 기의 상호작용이 발생합니다. 특히 여성은 남성의 정액이 들어와 머물기 때문에 더 강한 타격을 받게 됩니다. 질문자님이 이러한 경우에 해당합니다.

8체질을 전혀 모르는 부부를 상담한 적이 있는데, 그 부부는 같은 금양체질입니다. 그 여성은 남편과 잠자리를 갖을 때마다 다음날 몸이 천근만근 무거웠고 우연히 콘돔을 사용했더니 덜 피곤하다는 것을 알게 되었다 합니다. 8체질에 대한 개념이 전혀 없었고, 당연히 같은 체질의 부부가 심각한 건강문제를 겪고 치료 방법을 찾던 중 저에게 상담을 요청했던 것이죠.

(5) 남자 구실을 잘 못하고 있습니다

남성 질문자1:

20대 후반의 미혼남성입니다. 여자친구와 잠자리를 갖는 중에 발기가 풀리곤 해요. 발기도 약하고요. 혹시 발기부전인가요? 이전에 사귀던 여성과는 전혀 그런 적이 없어 당황스럽네요.

남성 질문자2:

20대 후반의 건강한 남성입니다. 남자로서 쪽팔리지만 불안한 마음에 상담 요청합니다.

전에 오래 사귄 여성이 있었는데 그 당시는 관계도 원만하고 끝까지 잘 컨트롤되었습니다.새로운 여자친구와는 처음에만 잠시 서고 금방 죽어 사정을 못합니다. 술을 먹고 해도, 혹은 비아그라를 이용해도 결과는 참담했습니다. 혹시 기능상의 문제인가 싶어 자위를 해봤지만 문제없이 잘 나왔습니다.

공통 답변:

한 남성이 결혼을 했는데 밤에 남자구실을 못해 부인과 이혼을 했고, 그 남성은 다른 여성과 재혼해 아들 딸 낳고 잘 살고 있다 합니다. 남녀가 체질이 같으면 음양오행의 기운이 한쪽으로 치우쳐 생체기능이 급격히 저하되기 때문에 남자 구실을 못하는 경우가 있습니다.

정상적으로 부부관계를 해도 서로 극심한 신체적 피로감을 느끼고 그런 상태가 반복되면 결국 건강을 상하게 되죠.

남녀 상생 혹은 상극의 관계는 남녀 사이뿐 아니라 사람 사이에는 누구에게나 일어납니다. 직장의 경우 다양한 체질의 사람이 섞이기 때문에 서로 기운을 보완해주니 완충이 작용해 같은체질끼리도 문제가 없지만, 그러나 가정의 경우 제한된 공간에서 같은 체질의 가족만 생활하는 경우 상극의 문제를 피할 수 없습니다.

(6) 복상사(腹上死)

내 지인은 메밀국수를 먹다가 기절한 적이 있다. 정요한 한의사는 평소 메밀차를 마시면 심장이 꽁닥꽁닥 뛴다. 그런데 김명성발효연구소에서 정교하게 처리된 메밀차를 마셨더니 망치로 심장을 치듯이 심하게 뛰자 "사람이 이렇게도 죽는구나" 라는 두려움을 느꼈다 한다.

이 두 사람 모두 태음인체질이다. 태음인은 음(陰)적인 체질인데 메밀도 센 음적인 식품이라 오장육부의 음양(陰陽)이 음으로 치우치기 때문에 독으로 작용한 것이다.

태음인은 오행에서 목(木)에 해당하는 간이 강하다. 목(木)의 기운인 포도당링겔주사는 목(木)에 해당하는 간을 더 강하게 해서 독으로 작용한다. 도올 김용옥의 아버지는 의사였는데 포도당주사를 맞고 병원에서 사망선고를 받은 바 있다. 그는 태음인 목양체질이었다.

반대로 태양인은 양(陽)적인 체질이고 목(木)에 해당하는 간이 약하기 때문에 메밀식초, 포도당링겔주사가 영약으로 작용한다. 정요한 한의사에 의하면, 그의 환자 중에 간암으로 배에 복수가 가득 부풀어 올랐는데 김명성발효연구소의 메밀식초를 복용시켜 1주일 만에 전부 빼냈다 한다.

즉 같은 식품이라도 영약이냐 독약이냐는 체질에 달렸다. 그런데 식품이 내뿜는 음양오행(陰陽五行)의 기운보다 더 강렬한 것은 사람이 내뿜는 음양오행(陰陽五行)의 기운이다. 사람의 기운이 다른 사람을 치유하거나 해칠 수도 있는 것이다.

남녀가 잠자리 중에 사망하는 것을 복상사라 한다. 지병이 있거나 건강문제가 잠복된 사람이 자신과 같은 체질인 사람과 잠자리를 자주 갖게 되면 음양오행이 한쪽으로 쏠려 생체기능이 급락해 복상사를 당할 수 있다.

이에 비해, 서로 체질이 정반대라면 자신의 부족한 음양오행(陰陽五行)의 기운을 보충하니 천하의 영약과 같이 기운을 준다.

(7) 나이를 거꾸로 먹는 90대 여성

2017년 나의 외숙모는 91세였고 고령이라 건강상태가 매우 나빴다. 3년 후인 2020년 필자가 외갓집을 방문할 때 나이로 볼 때 외숙모의 건강이 훨씬 나빠졌을 거라 짐작했다. 이전부터 기억력이 떨어지고 있었기 때문에 과연 나를 알아볼까 라는 의문도 들었다.

놀랍게도 외숙모는 94세 나이에도 건강이 훨씬 좋아졌고 지난번보다 더 정신이 총총하셨다. 무엇이 이런 믿기지 않는 결과를 낳았을까? 2017년 무렵 입주가정부가 새로 들어왔다. 그 여성의 체질이 태양인 금음체질인 외숙모와 정반대인 태음인 목음체질이었다.

외숙모님만 좋아진 것이 아니다. 입주가정부도 얼굴에 품격이 생기고 피부도 좋아지는 등 분위기가 확연히 좋아졌다.

외숙모와 그 여성은 주로 화투로 동전 따먹기를 하며 소일하곤 했다. 화투 패를 돌리다 보면 땀으로 체액이 배어 나오며 서로에게 기운이 전달된다. 가정에서는 좁은 공간에서 같은 가재도구를 사용하고 음식물을 같이 먹기 때문에 손, 발, 호흡, 체액 등을 통해 발산되고 묻어나는 음양오행의 기운이 강력하게 작용한다.

이렇게 두 사람 사이에 상호 교환되는 음양오행의 기운보다 더 강력한 치료수단은 없다. 침법은 제한된 시간에 음양오행의 기운을 조절하지만, 같은 공간에 사는 사람 사이에는 계속 음양오행의 상호작용이 유지되기 때문에 침법에 비할 바 없이 치료효과가 거대하다.

외숙모님의 큰 아들이 기획예산처장관을 역임하고 3선 국회의원을 했던 장병완씨다. 효도란 재력으로 할 수 있는 것이 아니다. 입주가장부 한 사람 잘 들이면 이렇게 어마어마하게 효도를 할 수 있다. 연로하신 부모님이 병마로 시달린다면 이런 방법으로 효도할 수 있다.

　전에 이미영이라는 여성을 상담해준 적이 있다. 그 여성이 '같은 여성 사이에도 기운이 상호작용하나요?'라고 물었다. 필자는 '당연히 그렇습니다. 남녀 구분 없이 사람 사이에는 기운이 상호작용합니다'라고 답했다. 그 여성은 태양인 금음체질인데, '회사에서 같은 부서 여성 과장이 자신과 반대되는 태음인 목음체질로 추정되는데, 함께 지방출장을 가는 경우 같은 방을 쓰는데 출장을 다녀오면 자신의 피부가 좋아지고 건강이 호전된다'고 말했다.

　태음인 목음체질인 그 과장은 부교감신경긴장체질이라 성격이 무던하고 이런 상태는 어느 정도 교감신경의 각성을 위해 커피가 도움이 되는데 비해, 태양인 금음체질인 이미영씨는 교감신경이 각성된 타입이라 커피는 더욱 교감신경을 각성시키기 때문에 매우 해롭다. 교감신경과 부교감신경은 서로 몸안에서 균형을 이루려고 기운이 상호작용하는데, 그 과장과 이미영씨는 서로 정반대라 상호 보완적으로 작용하기 때문에 체질궁합 측면에서 매우 바람직하다.

　태음인 목음체질인 그 과장은 음양(陰陽)으로 봐서 음(陰)에 치우쳤고, 오행으로 볼 때 목(木), 토(土)의 기운이 강하다. 태양인 금음체질인 이미영씨는 음양(陰陽)으로 봐서 양(陽)에 치우쳐 음(陰)이 부족하고, 오행으로 볼 때 목(木), 토(土)의 기운이 약하다. 그 과장이 이미영씨에게 음(陰), 목(木), 토(土)의 기운을 준다. 태양인 금음체질인 이미영씨는 음양(陰陽)으로 봐서 양(陽)에 치우쳤고, 금(金)과 수(水)의 기운이 강한데, 그 과장은 양(陽), 금(金) 수(水)의 기운이 약한데, 이 기운을 이미영씨에게 받는다. 이렇게 완전 정반대체질이라 서로 부족한 기운을 보완해주기 때문에 건강으로 봐서 최상의 체질궁합이다. 부부가 이런 체질궁합을 가진다면 그 부부는 무조건 80세를 넘어도 건강을 누리며 장수부부가 된다.

이에 대비되는 불효 사례가 있다. 홀로 사시는 80대 노모가 노환으로 기력이 떨어지자 효심이 극진한 자녀들이 매일 쇠고기를 대접하느라 일년 내내 냉장고에 쇠고기가 떨어질 날이 없었다. 이렇게 일 년이 지났고, 어느 날 딸이 나에게 전화를 했다. 어머니가 뇌졸중으로 쓰러졌다는 것이다. 태양인 금양체질인 노모는 쇠고기가 아주 해로웠고 결국 그 부작용으로 쓰러진 것이다. 만약 그 노모가 태음인(목양체질, 목음체질)이나 소음인 수음체질이었다면 쇠고기가 엄청난 건강증진 효과가 있었을 것이다. 같은 식품이라도 이렇게 체질에 따라 효과가 극명하게 엇갈린다.

(8) 15년을 건강문제로 극심하게 시달린 30세 여성이 한 달만에 회복하며 자연스럽게 10kg을 감량하다

2019년 10월 1일 네이버 포털의 상담코너에서 15년간 온갖 건강 이상증상으로 극심한 고통을 받던 여성이 올린 글을 읽었다. 그 여성은 중학교 때부터 30세까지 15년간 너무 고통스러워 우울증까지 겪었고 자살을 생각했던 적도 있었다.

그 여성의 증세를 상세히 읽고, 금양체질로 판단해 그 체질에 맞는 섭생법, 약재, 식초를 알려줬다. 그 여성은 한 달만인 2019년 10월 31일 극심한 고통이 다 사라졌다. 시간이 필요한 피부문제는 그 때까지 완전 해결되지는 않았고 시간이 더 필요했다. 난 그 여성을 직접 만나 적이 없다. 오직 온라인 상담만을 통해 8체질 섭생만으로 기적 같은 치유가 일어난 것이다.

어느날 그 여성은 야채와 과일을 갈아 녹즙을 마시고 효과를 봤던지라 아침에 출근하려는 남편에게도 한 잔 가득한 녹즙을 권했다. 그 남편은 입맛에 당기지 않는 녹즙을 받아들고 억지로 마시고 출근을 위해 집을 나섰다. 출근길에 갑자기 몸에 이상을 느끼고 증세가 심해져 병원응급실로 향했다.

간이 약하고 양(陽)적 기운이 강한 금양체질에게 야채와 과일을 갈아 만든 녹즙은 건강증진 효과가 엄청나지만, 반대로 간이 강하고 음(陰)적 기운이 강한 목양체질에게 녹즙은 독으로 작용하기 때문에 목양체질인 그의 남편은 응급상황까지 이른 것이다.

그 여성이 한 달만에 기적 같은 회복을 보인 것은 8체질섭생의 효과도 있었지만 그에 못지않게 반대체질인 남편의 기운이 강력하게 작용해 치료를 촉진한 것이다.

놀라운 사실은 그 여성이 양껏 먹고도 한 달만에 자연스럽게 10kg를 감량했다는 것이다!! 그 여성은 건강이 좋아지면서 세포 차원의 지방분해 능력이 활발해진 것이다. 이로 볼 때 비만은 과다 칼로리 섭취의 문제가 아니다. 건강이 좋지 않으면 지방분해 능력이 떨어지기 때문에 칼로리를 줄여도 지방이 쌓이니 비만을 피할 수 없는 것이다.

항아리에 구멍이 없으면 한 방울씩 모여도 결국 항아리가 가득 찬다. 항아리에 아주 작은 구멍이라도 있으면 물을 가득 담아두어도 결국 항아리가 빈다. 체중도 이와 같다. 적게 먹어도 세포가 지방분해를 못하면 구멍 없는 항아리에 물이 차듯이 비만하게 된다. 많이 먹어도 세포가 지방분해를 잘 하면 구멍난 항아리에 물이 빠져 빈 독이 되듯이 비만하지 않는다.

한동안 카페에 부지런히 체험담을 쓰던 여성은 건강이 회복되자 그동안 중단했던 시험관 아기 시술을 다시 시작하느라 활동을 중단했다. 그리고 2년이 흐른 2021년 그녀가 아이를 가졌다는 소식을 들었다.

(9) 현대의학 혈액검사의 경이로운 예측 능력

필자는 대학을 졸업하고 한국쉘이라는 영국계 다국적회사에 입사할 예정이었으나 간 문제로 신체검사에서 부적격 판정을 받아 입사하지 못했다. 중1, 고1일 때 가벼운 비염, 축농증 초기 증세임에도 수술을 두 번 받은 후 후유증이었는지 예민한 몸이 되어 깊은 잠을 못 자게 되었고, 학창시절 감기약을 과하게 복용(의약분업이 있기 전이라 약의 부작용이 심했던 시절이었음)했고, 술까지 과하게 마셨던 것이 간에 문제를 일으킨 탓이다.

좋지 않은 건강 탓이었는지 31세에 결혼을 할 당시에 흰머리가 많아 염색을 했었다. 자주 체하고 장에 탈이 났지만 건강관리에 대해 무지해서 별 대책 없이 사는 수밖에 없었다. 그럼에도 건강이 급격하게 무너지지 않고 그럭저럭 살 수 있었던 것은 지금 되돌아 생각해보니 음(陰), 목(木), 수(水) 기운이 강한 반대체질 아내가 음(陰), 목(木), 수(水) 기운이 약한 나에게 보완해준 기운이 상생으로 작용한 덕분이다.

필자는 한국AVL이라는 오스트리아계 다국적기업에 근무하던 38세 때 푸르덴셜생명보험에 가입을 위해 정밀 혈액검사를 받았다. 검사 결과 수치가 나빠 생명보험 가입을 거절당했다. 나의 할아버지가 내가 태어나기 전 일찍 돌아가셨고, 아버지도 30대에 돌아가신 가족력을 감안할 때 그 혈액검사는 대단한 예측 능력을 보인 것으로 평가할 만하다.

그 뒤 강북삼성병원 검사에서 간경화 소견을 받았다. 서울대부속병원을 주기적으로 방문하며 우리나라 간 분야 최고 명의인 이효석 교수의 진료를 6개월 정도 받다가 중단하고 이후 어떤 치료도 받지 않았다.

이후 21년이 지난 현재 필자는 아무런 질병 없이 건강을 누리고 있다. 나의 아내는 약사지만 필자는 그동안 어떤 약이나 건강기능식품도 섭취하지 않고 8체질섭생만으로 건강을 회복했고 유지하고 있다.

사람 사이에는 음양오행의 기운이 강하게 상호작용하는데 두 사람의 기운이 서로 보완적이면 치유가 촉진된다. 나와 아내는 체질이 서로 정반대라서 음양오행 기운의 보완성이 강해 자연치유를 촉진했다. 따라서 배우자, 가족 구성원이 어떤 체질에 해당하느냐가 그 사람의 건강에 지대한 영향을 미친다. 이러한 기운이 보완적일 때는 치유를 촉진하지만, 그러나 서로 같은 체질이면 음양오행이 한쪽으로 치우쳐 건강에 해롭게 작용한다. 이에 대해서는 다른 장에서 상세히 설명했다.

아내와 나의 체질이 서로 반대라서 상생의 기운이 작용하니 세 아들 역시 성장하면서 아팠던 적이 없이 모두 건강하게 성장했다.

(10) 40대, 50대에 암이 왔다면 부부 체질은 어떨까

부부가 체질이 같더라도 8체질 섭생을 잘 지키면 어느 정도는 건강을 유지할 수 있다.

그러나 자신들 체질을 모르고 산다면 반드시 심각한 건강문제를 겪게 되고 암으로까지 악화되거나 한 쪽이 병으로 일찍 죽게 된다.

이런 부부들 사이에 태어난 아이는 자주 별치레를 하며 건강문제를 겪게 된다.

고은아씨는 30대에 암에 걸렸지만 잘 치료해서 회복했다. 그리고 10년이 지난 40대 후반에 다른 부위에 다시 암이 찾아왔다. 방문해서 감별했더니 태양인 금양체질이다.

이전에 암이 걸렸기 때문에 건강관리를 철저히 했고, 당연히 건강식단을 철저히 챙겼다. 그럼에도 암이 다시 찾아온 것이다.

위에서 건강식단을 철저히 챙겼다고 했지만, 그러나 8체질 전문가인 나의 관점에서 본다면 고은아씨가 지켰다는 식단은 건강식단이라 할 수 없다. 8체질섭생은 음양오행이라는 보이지 않는 기운이 음식마다 다르게 분포하고 따라서 자신의 체질에 고유한 음양오행을 보완하는 음식이 건강에 이롭다고 보지만, 현대의 영양학은 음양오행이라는 존재를 모르고 다만 과학적 관점에서 식품의 영양성분이나 약성만을 고려한다. 현대의 영양학에 기반한 고은아씨의 식단은 8체질섭생 관점에서 보면 건강식단이 아니라 체질에 해로운 식단인 것이다. 그 결과 암을 예방하는 데 도움이 안 된 것이다.

암 환자들은 그들끼리 서로 연락을 하며 암치료에 좋은 식생활 정보를 교환한다. 그런데 8체질섭생 관점에서 보면 너무 오류투성이다. 이것은 심각한 위협이고 암의 재발을 초래하는 주요 요인이다. 현대의학은 환자의 식단의 중요성을 강조하지만 무엇이 좋은 식단인지에 대한 해결책이 없다. 8체질의학의 체질맞춤식 식단이 답이다.

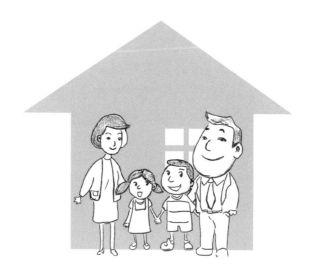

고은아씨의 남편 김수만씨는 운동선수 출신이라 아주 건강한 체격이다. 고은아씨도 아주 늘씬한 몸매이다. 그런데 아들은 체격이 매우 가늘고 체력도 매우 약하다. 딸은 날씬한 엄마와 달리 자그마한 몸매에 통통하다. 나무는 싹에서 발아해 떡잎일 때 놓인 환경에 의해 형성된 틀에 따라 향후 어떤 나무로 자랄지가 좌우된다. 즉, **거목이 되느냐 작은 관목이 되느냐가 떡잎일 때 결정된다.** 사람도 태어나 엄마 품에서 자랄 때 받는 부모의 기운에 따라 어떻게 자랄지가 결정된다. 이 부부는 체질이 같고, 그들에게 태어난 남매도 체질이 같으니 음양오행의 기운이 한쪽으로 치우쳐 성장에 부정적인 영향을 미친 것이다. 즉 부부와 남매 모두 목(木) 기운과 신장에 대응되는 수(水)이 약하지만 이를 보완해줄 사람이 없고, 그 결과 태양인 금양체질에 강한 금(金)과 토(土) 기운만 극강해져 오행의 기운이 한쪽으로 치우치니 생체기능이 늘 저하된 상태가 유지되어 남매의 성장에 방해가 되는 것이다.

어떻게 김만수씨는 강한 체력이 요구되는 운동선수가 되었을까? 금양체질인 그는 목(木)과 수(水) 기운이 약하지만 그의 어머니는 반대 체질이라 목(木)과 수(水) 기운이 강하고, 김만수씨는 어머니에게 목(木)과 수(水) 기운을 가득 보완받아 건강하게 자랄 수 있었던 것이다.

이에 비해 고은아씨의 부모는 다행히 체질이 같지는 않지만 체질궁합이 이상적이지 않고 태양인 금양체질에 불리한 현대 식단의 영향으로 자녀인 그녀 역시 자랄 때 건강한 편은 아니었다.

같은 태양인 금양체질인 김수만씨와 고은아씨가 **결혼했는데**, 부모의 이상적인 체질궁합 덕분에 건강하게 성장했던 김수만씨는 결혼 후에도 몸이 어느 정도 버텼지만, 부모의 체질궁합이 썩 좋지 않았던 고은아씨가 결혼 후 먼저 건강이 무너져 암이 온 것이다. 이렇게 건강은 어릴 적 형성된 틀이 성인이 되었을 때 건강에 큰 영향을 미친다.

그렇지만 김수만씨 역시 결혼 후 같은 체질의 가족 구성 때문에 목(木)과 수(水) 기운을 받지 못해 허리가 좋지 않다.

(11) 체질이 같은 부모에게 태어났고, 같은 체질인 여성과 결혼한 30대 남성

바로 앞 글에서 체질이 같은 부모 밑에서 태어난 남매에 대해 언급했는데, 체격이 좋은 아빠와 달리 아들은 말랐고, 키 크고 늘씬한 엄마와 달리 딸은 작고 통통했다.

30대 초반의 젊은 엘리트 직장인 강석두씨 역시 부모가 모두 금양체질이다. 그는 뼈대가 가늘고 호리호리했다. 그가 동료들과 식사를 했는데 집단으로 식중독에 걸렸다. 다른 직원들은 모두 회복했지만 강석두씨는 그날이후로 피부질환을 앓기 시작했다. 몸은 가누기조차 힘들만큼 힘이 없었다. 어떤 병원치료로 소용이 없었다. 증세가 점차 심해져 피부에 가볍게 뭐가 닿기만 해도 고통스러운 통증에 시달렸다.

그가 결혼한지 수 개월만에 당한 일이다. 맞벌이 부부였는데, 증세가 심각해 그는 직장도 휴직한 채 병수발을 받기 위해 본가로 가고, 아내는 잠시 친정으로 돌아갔다.

이런 상황에서 나에게 도움을 요청해왔다. 집에 방문해 그와 그의 부모 세 식구를 감별했는는데 모두 같은 금양체질이었다. 아버지는 직업 군인으로 평생 엄격하게 자기관리를 해오신 분이었지만 위암수술을 한 이력이 있고, 엄마의 건강도 극도로 좋지 않았다.

이런 경우 강석두씨가 살 수 있는 길은 집안에 반대체질인 사람이 거주하며 부족한 목(木)과 수(水)의 기운을 보완받아야 한다. 그런 환경을 제공할 수 없다면 나가서 혼자 살며 8체질 섭생을 잘 하며 치료해야 한다. 혹은 집에서 직접 요리를 해먹는 것이 좋다. 고구장갑을 사용하지 않는 엄마의 맨손 손맛이 가득한 음식에 잔뜩 담긴 금(金)과 토(土) 기운은 같은 금양체질인 그의 강한 금(金)과 토(土) 기운을 더 극강하게 하고 이는 약한 목(木)과 수(水)을 더욱 위축시키고, 그 결과 생체기능이 저하되고 피부상태는 더욱 악화된다.

강석두씨는 같은 금양체질인 부모 밑에서 자라서 약한 몸으로 자랄 수밖에 없었다. 그런데 같은 금양체질인 아내를 만나 여전히 상태가 개선되지 않았다. 그렇게 취약한 상태라서 집단 식중독에서 동료들은 모두 회복했지만 그는 타격을 받고 건강이상이 생긴 것이다. 만약 그가 다른 체질의 여성과 결혼했다면 그 정도로 심하게 무너지지 않았을 것이다.

(12) 마지막 지프라기가 낙타의 등을 부러뜨린다

이글은 바로 앞에서 나온 사례와 같은 맥락의 내용이다.

마지막 지푸라기가 낙타의 등을 부러뜨린다(The last straw breaks the camel's back)라는 속담이 있다. 엄청난 짐을 등에 지고 간신히 버티고 있는 낙타에게는 지푸라기 하나를 더 얹었더니 고꾸라진다는 의미다. 백신으로 목숨을 잃거나 치명적인 부작용을 겪는 사람들이 이런 경우에 해당한다.

심각한 백신부작용을 알리는 미디어 기사에서 그 사람의 8체질을 추정을 할 만한 정보들이 포함되는 경우가 있는데, 대부분 간이 약한 태양인 금양체질일 가능성이 높다(태양인 금음체질 가족이나 소양인 토음체질 가족에서도 발생할 가능이 있긴 하다.)

백신으로 극도로 생체기능이 저하된 상태에서 부모의 체질이 같은 경우 상생의 기운이 작용하지 못하고 상극의 기운이 작용해 생체기능이 더 저하된다.

백신 부작용으로 자식이 심하게 아프면 부모는 급한 마음에 모든 수단을 동원한다. 약이든 음식이든 넘치게 제공한다. 그런데 금양체질은 간이 약해 약의 독성을 잘 해독하지 못해 간과 신장에 과부하가 가해지고 이미 악화된 상태는 더 타격을 받게 된다. 여기에 힘내라고 쇠고기국(금양체질에 매우 해로운 식품이다), 홍삼, 녹용을 먹이면 치명적으로 작용한다. 가족 간에 체질궁합이 좋지 않은데 곁에 바짝 붙어 지극정성으로 병구완할 것이지만 도움이 되기보다 오히려 해가 된다. 결국 이런 상황에서 사망에 이를 수 있거나 운 좋게 살아나도 평생 후유증으로 정상적 삶을 살기 힘들다.

건장한 청년이 백신부작용으로 사지마비가 오고 이후 혼자서는 거동도 할 수 없는 상태가 되었는데, 불행을 겪는 중이라 많이는 묻지 못하고 그 아버지를 만나 몇 마디 물어봤다.

1. 아들이 두드러기 등 피부질환을 앓았던 적이 있습니까?: 답 예~

2. 선생님도 두드러기 등 피부질환을 앓았던 적이 있습니까? 답: 예~

3. 사모님도 지금 건강이 많이 안 좋은 상태입니까? 답: 예~

4. 현재 치료가 효과가 없죠? 답: 예~

필자는 추정되는 바가 있어서 예~라는 답이 나올 질문을 했다. 이 가족은 위에서 내가 언급한 태양인 금양체질 사례에 딱 들어맞는다. 이 분의 아들은 절대 회복하지 못한다. 결국 평생 백신후유증에 시달리며 저렇게 삶을 마감할 수밖에 없다.

이 청년을 살릴 수 있는 길은 8체질적 접근뿐이다. 이 청년뿐 아니라 현재의 백신으로 인한 심각한 부작용 상황을 현재보다 더 낫게 수습할 수 있는 방법은 8체질뿐이다.

이와 대비되는 사례가 있다. 남편(89세)은 목양체질, 부인은 금양체질(81세)로 가장 이상적인 상생의 궁합이다. 금양체질인 부인이 백신을 맞고 극심한 부작용에 시달려 자식들은 늙은 엄마가 죽을까 걱정했지만 병원치료 없이 건강을 되찾았다. 반대체질인 가족이 주는 상생의 기운만큼 강력한 치료수단은 없다. 목양체질인 남편이 아픈 금양체질 부인에게 가하는 상생의 기운은 어떤 침법이나 약보다 더 강력하게 환자를 회복시킨다.

(13) 볼품없는 빈약한 초가집이 100년 간다

내가 평창 지인집에 토마토 수확철이 지나 남은 토마토 나무 줄기를 제거하는 일을 도와주려 갔을 때 일이다. 필자는 비체질 식품에 민감한 편이라 그곳에 머무는 동안 배추김치와 쌀밥에만 밥을 먹었다. 그럼에도 불구하고 2일째 되는 날 토마토 밭에서 네 번을 토하고 결국 서울 집으로 되돌아왔다.

왜 내 몸에 이런 일이 발생했는가? 그 집 아주머니가 나와 같은 금양체질이다.같은 체질인 사람의 맨손 체액이 가득 묻어난 쌀밥은 체질상 강한 양(陽), 금(金), 토(土)의 기운을 더 극강하게 하고 반대로 본래 약한 음(陰), 목(木), 수(水)의 기운을 더욱 약화시킨다. 엎친데 덮친 격으로 토마토 수확철이 지나 마지막 달린 농익은 토마토는 토(土)의 기운을 더 강하게 하니 마지막 지프라기가 낙타의 등을 부러뜨린 격이 된 것이다. 이렇게 음양오행의 균형이 한쪽으로 치우치니 생체기능이 저하되어 소화력이 급격히 떨어져 장에 탈이 난 것이다.

이렇게 몸이 버티는 능력이 약한 내가 어떤 약이나 영양보충제 없이 건강을 누리며 탈없이 살 수 있는 비결은 무엇인가? 반대체질인 아내에게 음(陰), 목(木), 수(水)의 기운을 주고, 나의 체질에 해로운 식품을 철저히 피하고 청정한 식품만 먹고, 적당히 운동하는 등 철저한 자기관리 덕분이다.

아무리 튼튼한 집이라도 사람이 살지 않아 버려지면 점차 망가져 결국 무너진다. 아무리 볼품없는 빈약한 초가집이라도 잘 관리하고 살면 100년도 버틸 수 있다. 사람의 건강도 이와 같다. 아무리 강한 신체를 가졌더라도 자기관리가 안 되면 건강을 잃게 마련이고, 아무리 취약한 신체를 가졌더라도 자기관리를 잘 하면 건강을 누릴 수 있다.

(14) 왜 태양인 부부는 난치병에 걸릴 가능성이 높은가

태양인 금양체질이나 태양인 금음체질은 부부가 체질이 같으면 왜 암과 같은 난치병에 걸릴 가능성 높은가? 현대의 식단은 과거와 달리 육고기, 기름기 많은 음식이 넘치고, 각종 화학물질이 첨가된다. 간에서 담즙생성이 충분해야 육고기나 기름기 많은 식품을 잘 소화시키고, 간의 해독기능이 강해야 화학첨가물이 들어간 식품을 탈없이 처리할 수 있다. 그런데 태양인 금양체질 및 태양인 금음체질은 간이 약해 이런 현대음식에 취약하기 때문에 건강을 해치게 된다. 그러나 태양인 가족이라도 체질에 맞는 섭생을 하면 심각한 건강문제는 어느 정도까지는 피할 수 있다.

우리 동네에 남편은 태양인이고 부인은 태음인인 부부가 4남 1녀를 둔 집안이 있었다. 엄마는 태음인인데 90세가 넘으시고 현재 비교적 건강하다. 아버지는 젊었을 때 동네 씨름대회에서 황소를 탈만큼 건강했지만 술을 즐겨 젊은 나이에 일찍 간장질환으로 죽었다. 엄마를 닮은 태음인 자식들은 건강하게 잘 살고 있고, 아버지를 닮은 태양인 자식 둘은 일찍 세상을 떠났다. 이 사람들이 태양인으로서 자신의 취약점을 알고 자기관리를 했다면 건강을 누리고 현재까지 잘 살았을 것이다.

(15) 가족 체질이 같아 3년만에 병이 난 사례

아이가 어머니와 체질이 같더라도 건강을 누리는 경우는 그럴 만한 이유가 있다.

두 달 전 금융회사 투자담당 임원 건강상담해준 적이 있다. 그는 최근 건강이 극도로 나빠져 마치 바람 빠진 풍선처럼 늘 온몸에 힘이 없고 피곤했다. 온몸이 가려워 오랜 기간 피부과에 다니며 스테로이드제를 복용하고 나서부터 건강이 더 나빠졌다.

그의 회사에 방문해 회의실에서 상담을 했는데 그것만으로는 그의 건강악화의 원인을 파악할 수 없어서 며칠 뒤 그의 집을 방문했다.

그의 형님 부부와 자녀, 누님 부부가 체질감별을 위해 한자리에 모였다. 그와 그의 어머니는 같은 태양인 금양체질이었다. 그렇다면 그는 어린 적부터 건강이 나빠야 했지만 매우 건강하게 컸다. 이를 어떻게 설명할 것인가? 그의 형과 누나가 그와 반대체질인 소음인 수음체질이었다. 그의 아버지는 현재는 돌아가셨지만 소음인 수음체질이었다는 의미다. 서로 반대체질인 가족 사이에서 자랐으니 당연히 그가 건강하게 컸던 것이다.

그는 결혼하고 분가를 했다. 그러던 중 그의 부인과 아들이 외국으로 간 후로 그는 어머니 집으로 돌아와 홀로 사시는 어머니와 함께 지냈다. 이미 형과 누나는 분가를 했기 때문에 같은 체질인 어머니와 단둘이 살기 시작했고 3년이 넘어가자 그동안 누적되었던 동일 체질의 부작용으로 큰 병이 난 것이다.

어떤 병이라도 하루아침에 생기지 않는다. 체질에 해로운 음식이든 오염된 공기든 혹은 음양오행이 상극관계인 가족으로부터의 부정적인 기운이든 알아채지 못할 만큼 서서히 부정적 영향이 누적되고 임계치를 넘으면 마침내 병이 드러나는 것이다.

그가 병이 난 것도 이런 과정을 거쳤다. 같은 체질이라 상극관계인 어머니와 음양오행이 충돌해도 처음에는 그런대로 버텼지만 3년의 기간에 서서히 부정적 영향이 누적되어 이런 저런 건강문제가 대두된 것이다. 나이가 어릴수록 면역력이 높아 외부 환경에 버티는 힘이 강하기 때문에 그가 젊은 나이였다면 더 오래 버텼겠지만 50대라 면역력이 취약해 더 빨리 부작용이 나타난 것이다.

사람의 건강에 영향을 미치는 요인은 매우 다양하다. 그 여러 요인 중 특히 필자는 8체질 관점에서 체질에 해로운 식품, 상극 관계인 같은 체질의 가족을 거론했다. 그러나 왜 많은 사람들이 이런 나의 주장에 전적으로 공감하지 못할까?

하루아침에 병이 나지 않는다. 부정적 영향이 서서히 누적되고 병이 날 때쯤이면 원인과 결과는 시간적으로도 너무 동떨어져 인과관계로 연결지을 수 없기 때문이다.

건강했던 사람이 하루아침에 쓰러지는 경우가 있다. 정말 돌발적으로 우연히 쓰러진 것일까? 건강할수록 외부의 부정적 영향을 잘 버틴다. 그렇다고 그 부정적 영향이 사라지는 것이 아니다. 그것은 오래도록 누적된다. 그리고 임계치에 이르면 몸이 버티지 못하고 꽝 터지는 것이다. 이런 과정을 생각하지 않고 중간을 생략하고 그냥 표면적으로 드러난 병만 생각한다.

운 좋게 증상이 해결되어도 병을 야기한 환경은 그대로다. 결국 다시 탈이 나게 마련이다. 이는 마치 어항의 탁한 물과 불량한 먹이로 인해 금붕어가 병이 나자 치료하고 다시 그 어항으로 보내는 것과 같다. 전과 같은 물과 먹이를 먹는 금붕어는 당연히 병이 재발한다.

몸이 약해 음식이나 주변 생활환경에 민감한 사람은 자주 몸에 탈이 나고 이것이 센서로 작용하니 늘 조심할 수밖에 없다. 그러니 해로운 것이 몸에 누적되는 정도도 더디다. '골골백세(시원치 않은 건강으로 장수한다는 의미)이고, 건강한 사람이 아프면 갑자기 죽는다.'는 세간의 말은 이런 연유로 생긴 것이다.

(16) 비만과 가족의 체질궁합 1

김지영씨는 금음체질인데, 친정아버지는 정반대체질인 목음체질이다. 덕분에 김지영씨는 결혼하기까지 건강을 누리며 잘 자랐다. 김지영씨가 결혼한지 1년이 지나 체질감별을 받으려고 남편과 함께 나를 찾아왔다.

남편은 결혼 후 살 많이 쪄서 체형이 항아리형으로 바뀌었다.

부부가 체질이 같은 경우 건강문제가 생겨 생체기능이 저하되고, 그 결과 몸이 아프거나 세포의 지방분해 능력이 저하되어 비만이 온다. 부부 모두에게 이런 문제가 발생하지만 둘 중 약한 쪽에 속하는 남편에게 먼저 비만이 온 것이다.

이들 사이에 아이가 태어났는데 당연히 아이도 같은 체질이다. 이렇게 한 가족 모두 같은 체질일 경우 아이도 성장하면서 허약하게 자랄 수밖에 없다. 우유가 맞지 않아 몇 번 우유를 바꿔야 했지만 다행히 아이는 건강하게 커가고 있다. 산모가 처음 3개월은 친정에서 산후조리를 했다는 점이 아이에게 다행이었다. 친정 아버지가 산모 및 아이와 정반대체질인 태음인 목음체질이라 음양오행의 불균형을 완화해주는 역할로 산모와 아이 모두의 건강에 도움을 준다.

이 산모가 3개월의 산후조리를 끝내고 집으로 돌아갔는데 아이 보기가 힘이 부쳐 친정 부모의 도움을 청해왔다. 엄마, 아빠 그리고 아이가 모두 같은 체질인데 아이는 어려서 아직 생체기능이 왕성하지만 엄마는 성인이라 그만큼 외부 음양오행의 기운에 영양을 민감히 받기 때문에 아기 돌보기가 힘에 부친 것이다.

이럴 때는 반대체질인 친정아버지가 가능하면 딸 집에 함께 있는 시간을 많이 내서 아이를 봐주면 딸, 사위, 손주 모두의 건강에 큰 도움이 된다. 시아버지 역시 소양인 토양체질이라 태양인 금음체질만으로 구성된 이들 부부의 가족에게 음양오행의 균형감을 강화시켜준다.

신랑은 태양인 금음체질이고 그의 아버지는 소양인 토양체질이라 서로 음양오행이 보완적이고, 신부는 태양인 금음체질이고 신부의 아버지는 태음인 목음체질이라 역시 서로 음양오행이 보완적이라 이들 부부가 결혼 전에는 각자의 집에서 건강하게 성장할 수 있었던 것이다.

부부가 체질이 같으면 살이 찌는 경우와 반대로 마르는 경우가 있다. 어떤 경우이든 면역력이 저하되어 생체기능이 제대로 작동하지 않으니 흡수율이 떨어져 마르거나 혹은 세포에서 지방을 제대로 태우지 못하고 축적하느라 비만이 되는 불건강한 상태인 것이다.

(17) 비만과 가족의 체질궁합 2

결혼한지 2년된 31세 동갑내기 부부가 8체질감별을 받으려고 왔다. 부인이 결혼 후 건강상태가 나빠져 8체질에 관심을 갖게 되었다 한다. 얘기를 들어보니 둘 다 결혼 후에 체중이 6~7kg 정도가 늘었다. 그 부부는 둘 다 태양인 금양체질이었다.

부부가 체질이 같거나 유사체질의 경우 음양오행의 기운이 한쪽으로 쏠려 불균형이 심화되고 그로 인해 생체기능이 저하되어 건강이 나빠진다. 더욱이 간의 해독기능이 약한 태양인(금양체질, 금음체질)은 화학조미료, 기름기 많은 식품, 수입 밀가루, 육고기 등에 특히 취약하다. 과거 농경사회에서 청정한 야채, 곡식 위주의 식단일 때는 건강을 누리던 이 체질들이 산업화시대에 접어들어 변한 식단으로 인해 건강문제를 겪고 있다.

이 부부의 경우는 서로 같은 체질인데다 현대의 식단마저 안 맞으니 당연히 생체기능 저하로 건강문제를 겪게 되고 세포의 지방분해 능력이 저하되어 살이 찌는 것이다. 이런 상태가 지속되면 점차 이런 저런 아픈 증상이 나타나고 점차 악화되어 부부 중 약한 쪽이 먼저 화를 당하게 된다.

이렇게 몸이 아프게 되면 이런 저런 보약이나 건강식품을 챙겨 먹게 되는데 체질을 모르고 먹으니 당연히 그 중에 몸에 해로운 것도 섞일 것이고 그래서 건강이 더욱 빠르게 악화된다. 차라리 경제적 형편이 안 되어 그럭저럭 살면 건강이 덜 나빠질 텐데 이렇게 챙겨 먹느라 더 건강이 급속히 나빠진다.

(18) 둘째 아이를 낳고 건강이 좋아졌어요

지난주 지인 가족의 8체질감별을 했다. 부인이 첫아이를 낳고 건강이 나빠져 자주 체하거나 두통에 시달렸다. 둘째 아이를 낳고부터 건강이 좋아지면서 그런 증세가 사라졌다.

체질감별을 해보니 첫 아이는 엄마와 같은 태양인 금음체질이다. 둘 다 양(陽)적이라 음양(陰陽)이 양(陽)으로 기울고, 오행으로는 둘 다 금(金)과 수(水)가 강하고 목(木)과 토(土) 기운이 약하니 금과 수로 오행이 쏠려 면역력이 떨어진다.

둘째 아이는 엄마와 정반대인 태음인 목음체질이다. 엄마는 양(陽)적이고 아이는 음(陰)적이라 음양(陰陽)이 균형을 이루고, 오행으로는 엄마의 강한 금(金)과 수(水) 기운을 아이가 받고, 둘째 아이의 강한 목(木)과 토(土) 기운을 엄마가 받으니 면역력이 높아져 건강을 누릴 수 있다(아래 이미지 참고).

가족의 체질이 한쪽으로 쏠릴 때는 음양오행에서 부족한 기운을 식품을 통해 보완해줘야 건강을 해치지 않는다.

체질	오장육부의 강약 서열								
태양인 금음체질	폐·대장 金	〉	신·방광 水	〉	비·위 土	〉	심·소장 火	〉	간·담 木
태음인 목음체질	간·담 木	〉	심·소장 火	〉	비·위 土	〉	신·방광 水	〉	폐·대장 金

(19) 뇌전증을 앓던 아이가 결혼 후 건강한 가정의 가장이 되었다

내가 초등학교 다닐 때 뇌전증을 앓던 친구가 거품을 물고 몸이 뒤틀리는 간질 발작을 일으켰었다. 50대에 그 친구를 만나 감별해봤더니 태양인 금양체질이었다.

그 친구는 결혼이후 별다른 건강문제 없이 잘 살고 있다. 아들 셋을 뒀는데 모두 건강하고 훤칠한 미남이다. 큰 아들은 명문 연대를 나와 삼성에 다니고 있다.

친구의 아내는 소음인 수음체질인데, 태양인 금양체질인 남편과는 이상적인 체질궁합이다. 이런 체질궁합 덕분에 남편은 결혼 이후 건강이 좋아진 것이다. 아이들 역시 모두 엄마와 반대체질이라 엄마의 기운을 듬뿍 받아 건강하게 성장한 것이다.

그 친구는 현재 60세인데 반대체질인 부인이 있다고 마냥 넘치게 건강을 누리는 것만은 아니다. 그의 부모는 같은 체질이라 아들인 그도 자연히 자랄 때 건강이 부실했다. 나무가 떡잎일 때 성장의 틀이 형성되는 것처럼 사람도 태어나 엄마 품에서 자랄 때 건강의 틀이 형성되고 이것이 평생의 건강에 큰 영향을 미친다. 아무리 부인에게 좋은 기운을 받아도 그가 어렸을 때 형성된 건강의 틀을 벗어날 수는 없다.

그런데 객지에서 첫째 아들과 둘째 아들이 함께 생활하면서 둘째 아들에게 아토피 피부질환이 발생했다. 객지에 나오기 전에는 엄마의 목(木)과 수(水) 기운을 받았지만 객지에 나온 후 같이 살게 된 형과는 같은 체질이라 음양오행이 보완적이지 않는데다 엄마의 집밥이 아닌 사먹는 음식과 군것질로 면역력이 저하된 것이다. 금양체질의 경우 면역력이 저하되는 경우 주로 피부질환으로 몸의 이상이 표출되는 경향이 많다.

가령 아이를 품어서 기르는 한국의 생활양식상 아이가 엄마와 아이가 같은 태양인 금양체질인 경우 음양오행이 서로 보완적이지 않고 중복되어 한쪽으로 쏠려 면역력이 저하되어 아토피 피부질환으로 나타나기 쉽다.

이런 가정이라도 만약 아버지가 목(木) 기운이 강한 태음인이거나 혹은 수(水) 기운이 강한 소음인인 경우 아토피는 나타나지 않는다.

좀 더 세분하면 아래와 같은 양상으로 전개된다:

1) 엄마와 자녀가 같은 태양인 금양체질: 아버지가 정반대체질인 태음인 목양체질 혹은 소음인 수음체질일 경우 목(木)과 수(水) 기운이 강해 이 기운을 엄마와 자녀에게 보완해주기 때문에 아들에게 아토피나 수족냉증이 나타나지 않는다.

2) 엄마와 자녀가 같은 태양인 금양체질: 아버지가 태음인 목음체질인 경우 가족에게 목(木) 기운을 보완해주고, 아버지가 태양인 금음체질인 경우 수(水) 기운을 보완해주기 때문에 자녀에게 아토피가 나타나지는 않지만 식생활이 좋지 않는 경우 수족냉증이 나타날 수 있다.

(20) 호날두의 강인한 체력은 어떻게 형성되었나

메시와 더불어 세계 축구계 수퍼 스타인 호날두는 태양인 금양체질이다. 그의 어머니는 정반대체질인 태음인 목양체질이다. 호날두가 강철 같은 강인한 몸을 가질 수 있었던 것은 그와 정반대체질인 어머니 덕분이다.

호날두는 양(陽)적인 체질이다. 그의 어머니는 음(陰)적인 체질이다. 호날두의 양적인 기운을 그의 어머니의 음적이 기운이 보완해준다. 호날두는 간/담에 대응되는 목(木)과 신장/방광에 대응되는 수(水) 기운이 약한데 그의 어머니는 목과 수 기운이 강해 호날두의 약한 목과 수 기운을 보완해준다.

필자는 미디어 사진을 통해 호날두의 어머니 체질이 태음인 목양체질임을 단번에 알아챌 수 있었다. 그렇다면 유전적으로 호날두는 아버지 체질을 닮았을 것이다. 태양인 금양체질은 간의 해독기능이 약해 술을 오래 즐기면 건강에 치명적이다. 필자는 이런 인과관계를 알기 때문에 태양인 금양체질인 그의 아버지가 술에 대한 자신의 치명적 약점을 모르고 술을 즐겼다면 큰 화를 당했을 거라 생각해서 '호날두 아버지'라는 검색어로 웹검색을 해봤다. 나의 추정대로 그의 아버지는 술을 즐기다 간경화로 52세에 세상을 떠났다. 다행히 아버지의 불행을 목격한 호날두는 술을 입에도 대지 않는다.

호날두와 호날두 엄마의 상호보완적 상생관계는 손흥민과 그의 엄마 사이에도 작용한다.

거의 모든 축구선수는 금양체질, 금음체질, 수양체질 중 하나에 속한다. 세계적인 선수는 거의가 금양체질이다. 이 체질이 체력적으로 월등하기 때문이다. 손흥민의 아버지는 축구선수이니 당연히 손흥민과 같은 태양인 금양체질이다. 그의 어머니는 그와 정반대체질인 태음인 목양체질이다.

(21) 손흥민은 호날두 사례와 유사하다

손흥민 아버지도 프로 축구선수였는데, 손흥민이 아버지를 능가하는 세계적인 선수가 되었다는 것은 그가 기술뿐 아니라 체력에서도 최고이기 때문이다. 손흥민이 오늘날과 같은 강인한 체력을 갖게 된 것은 반대체질인 목양체질 엄마가 목(木)과 수(水) 기운을 손흥민에게 제공해준 덕분이다. 나무가 떡잎일 때 성장의 틀이 형성되고 이 틀은 되돌릴 수 없듯이, 사람도 갓 태어나 유아기부터 성장하며 받는 엄마의 기운이 평생 성장의 틀을 형성한다.

질문: 요즘 절정의 기량을 보이는 손흥민은 향후 5년은 더 전성기를 누릴 수 있을까?

답변: 손흥민은 장가 안 가고 지금처럼 엄마가 해주는 밥 먹고 지내면 5년은 더 전성기를 누릴 수 있다. 만약 자신과 같은 체질인 여성을 만나면 자신의 강한 양(陽), 금(金), 토(土)의 기운이 더 강해지고 약한 기운인 음(陰), 목(木), 수(水) 기운은 더욱 위축이 장부의 불균형이 심화되어 체력이 급격히 떨어지고 결국 선수수명이 확 줄어들게 됩니다.

(22) 장거리 여행 때 옆자리에 누가 앉느냐에 따라 달라지는 컨디션

태양인 금양체질인 필자는 매우 예민한 편이라 버스를 오랜 시간 탈 때 옆에 어떤 앉느냐에 따라 컨디션이 달라짐을 느낀다. 대개의 사람이 그렇겠지만 필자는 특히 차 안에서 글을 읽으면 속이 불편해서 읽을거리를 보지 않는다. 그런데 지난번 4시간 버스를 타는 동안 나와 정반대의 체질인 태음인 목양체질인 사람이 옆에 앉았는데, 줄곧 읽을거리를 보는데 전혀 불편하지 않았다.

이에 비해 같은 체질인 금양체질이 곁에 탄 경우는 확실히 컨디션이 저하되어 몸이 불편함을 느낀다.

이런 컨디션 변화는 내가 옆에 앉는 체질을 미리 추측해서 생긴 선입견으로 인한 것이 아니다. 왜냐면 나의 컨디션이 달라지는 것을 느끼고 궁금해서 목적지에 도착해서 상대의 체질감별을 해보고 파악한 것이기 때문이다.

사례

질문자: 저는 어렸을 적부터 차 타고 멀리 가면 무조건 토했어요. 배를 타도 마찬가지고요. 지금은 고등학생인데 차 타고 20분만 가도 속

이 불편해져요.

그런데 애들이랑 단체로 버스 타고 가는 건 괜찮은데 가족이란 차 타고 갈 때만 그래요. 가까운 거리도 속이 안 좋아지는데 어떻게 하면 멀미를 안 할까요?

정윤규 답변: 학우들과 함께 차 탈 때는 버스 안이 떠들썩하도록 얘기꽃이 피면서 공기중으로 미세한 입김이 내뿜어지고 이때 체질이 다른 학우들의 음양오행 기운들도 내뿜어져 나의 음양오행 중에서 약한 부분의 기운을 보완해주기 때문에 상생의 상호작용이 일어납니다. 그래서 나의 생체기능이 상승하면서 몸에서 잘 버텨주기 때문에 멀미를 안 하는 것입니다.

가족과 탈 때는 모두 같은 체질이라 상극의 힘이 작용해 장부의 불균형이 심해져 생체기능이 저하되어 몸이 버텨주지 못하는 것입니다.

직장인의 경우 사무실에서 여러 체질이 어우러지는 환경이라 상생의 기운이 작용합니다.

평소 체질에 맞게 8체질 섭생을 하면 면역력이 높아져 생체기능이 강화되어 어느 정도는 버텨줄 것입니다.

(23) 운동선수 출신 건강 vs 연예인 출신 건강

중환자들의 체질 분포를 보면 대부분 태양인 체질이다. 태양인은 채식체질이라 육고기, 기름기 식품이 안 맞고, 특히 간의 해독기능이 약해 화학첨가물이 매우 해로운데 현대의 식단이 주로 이런 식으로 구성되어 있기 때문이다.

그렇다면 뛰어난 운동선수들은 태양인늘이 많은데 다른 일반인 태양인에 비해 이들 운동선수 출신 태양인 집단에게 건강문제가 그다지 심각하지 않는 이유는 무엇일까? 체력의 바탕은 어린 시절에 결정되는데 이들 운동선수들은 부모의 체질궁합이 좋아 탄탄한 체력이 형성되기 때문이다.

그러나 이들 운동선수 중에도 결혼으로 배우자와 체질이 같거나 유사한 경우는 심각한 건강문제를 겪을 가능성이 높아진다.

태양인은 재주와 끼가 뛰어나기 때문에 자연히 연예인은 태양인 비중이 압도적으로 높다. 역동적인 태양인 연예인은 다른 체질에 비해 파란만장한 삶을 살게 마련이고, 특히 뛰어난 가수, 연예인 중 건강으로 인해 일찍 세상을 떠난 사람이 많다. 운동선수의 경우 부모의 체질궁합이 좋아 탄탄한 체력을 기를 수 있지만 연예인은 운동선들에 비해 상대적으로 부모의 체질궁합 적합도가 낮으니 당연히 건강이 상대적으로 취약할 수 있다.

거기다 외모가 빼어난 매력적인 연예인 선남선녀 금양체질끼리 혹은 금음체질끼리 끌려 가정을 이루면 서로 기운이 상충한데다 체질섭생 개념도 없으니 건강을 잃고 젊은 나이에 세상을 뜨는 경우가 많다.

(24) 8체질 궁합을 고려해야 할 상황

- 운명적 사랑으로 불가피하게 금양체질끼리 결혼할 때 혹은 금음체질끼리 결혼해야 할 때

(1) 차선: 8체질 섭생을 잘 지킨다.

(2) 최선

　　1) 반대체질 노인을 모신다: 외가나 친가의 어른 혹은 주변 어른.

　　2) 혹은 반대체질을 아이를 입양한다.

　　3) 혹은 반대체질 가사도우미를 둔다.

- 암과 같은 난치병 환자에게 간병인을 둬야 한다면 반대체질인 사람을 택한다.

(25) 8체질 궁합과 영적인 궁합의 차이

　사람의 생명을 작동시키는 기운 중에서 건강을 좌우하는 것은 음양오행의 기운이다. 이 음양오행의 힘을 다스리는 것이 건강관리의 핵심인데, 이 음양오행의 기운을 다스리는 방법으로는 다른 체질의 사람에게서 발산되는 음양오행의 기운으로 나의 음양오행을 보완하거나, 음식이나 물질에서 발산되는 음양오행의 기운으로 나의 음양오행을 보하거나, 혹은 직접 침으로 그 사람의 음양오행의 기운을 사하거나 보하는 식으로 조절하는 방법이 있다. 나의 음양오행과 주변의 음양오행이 상호작용하는 원리는 사람과 사람 사이든지, 사람과 음식 사이든지, 혹은 침으로 사람의 기운을 다스리든지 음양오행이 조절되는 원리는 같다.

　사람 사이에 작용하는 음양오행의 기운은 공간에 한정된다. 가족은 같은 공간에서 생활하기 때문에 서로 영향을 주고받는다. 직장은 여러 사람이 서로 섞여 지내기 때문에 다양한 체질이 서로 기운을 보완적으로 나누기 때문에 상생의 환경이다. 그러나 회사라도 두셋의 소수 인원이고 그들이 모두 같은 체질이라면 같은 체질의 가족처럼 서로 상극으로 작용할 수도 있다.

　건강은 가족 사이의 체질궁합이 가장 크게 작용하다. 가족끼리 보내는 시간이 가장 많고, 서로 음식을 나누고 활동공간이 겹치기 때문이다. 부부의 체질궁합이 이상적이면 80세가 넘어도 부부 모두 건강을 누리며 90살, 100살까지 갈 수도 있다. 그러나 같은 체질 혹은 유사 체질이면 반드시 한쪽 혹은 양쪽 모두 병이 나 일찍 사별을 하게 된다.

　8체질궁합은 건강의 영역에 한정되기 때문에 8체질궁합은 건강궁합이라 부르는 게 더 적당하다.

　건강궁합과 다른 차원으로 영적인 궁합이라는 것이 있다. 서로 상극의 궁합이면 아무리 은인관계로 만나도 악연으로 끝나게 마련이다. 서로 상생의 궁합이면 일이 틀어져 다퉈도 다시 화합하는 복원력이 작용한다. 이유 없이 거리감을 느끼는 사람이 있을 것이다. 이유 없이 끌리고 기분 좋은 사람이 있을 것이다. 이것이 상생상극의 궁합이다. 우리는 우연히 만나 좋은 관계를 이어온다고 여기겠지만 그 관계는 영적인 상생의 관계여서 보이지 않는 기운이 서로를 늘 연결하는 것이다.

상생의 사람에게는 전화로 소통해도 머리가 활성화되고 생각이 술술 풀린다. 영적인 궁합은 공간을 뛰어넘는 4차원적인 것이다. 그런 사람이 동료이거나 가족이라면 일을 도모하는데 유익할 것이다. 반대로 상극의 궁합이면 정신이 탁해지고 피곤하다.

음양오행의 기운이 인간과 인간 사이에 작용하기 위해서는 동일한 공간에 있어야 하지만, 인간과 인간 사이에 상호 영향을 미치는 영적인 기운은 공간에만 제약되지 않는다. 사람 사이에 통화로 서로 상호 소통하는 것과 직접 대면하고 상호 소통할 때 두 사람 사이에 전개되는 관계의 양상은 동일하게 전개된다. 사람과 사람 사이에 작용하는 영적인 기운은 시공간을 뛰어넘는 개념이기 때문이다.

두 사람 사이에 이런 영적인 기운이 서로 얼마나 잘 맞느냐에 따라 전화통화나 혹은 메신저 소통을 할 때 유난히 머리가 맑고 생각이 정리되는 상대가 있다. 반대로 정신이 탁해지고 피곤해지는 상대가 있다. 이런 양상은 음양오행이 서로의 건강 컨디션에 지대한 영향을 미치는 것과 같은 맥락이다.

생로병사, 부귀영화, 인연을 엮어가는 힘은 이런 영적인 기운이다. 음양오행 기반의 8체질궁합이 있는 것처럼 영적인 기운에 기반한 궁합도 존재한다.

건강궁합과 영적인 궁합이 반드시 일치하지는 않는다. 세상 모든 복을 다 가질 수 없는 것이다.

생로병사, 부귀영화, 인연을 엮어가는 보이지 않는 영적인 기운이 과학의 차원에서 규명될 날이 있을까? 우주만큼 미스터리한 인간사이다. 이런 영적인 기운은 인간뿐 아니라 존재하는 모든 생명체 사이에 상호작용한다.

제2장 8체질 궁합은 과학이다

(1) 부부가 반대체질이 아니라면 한 사람은 80세를 넘길 수 없다

인명은 재천이다

아래 표에 의하면 감별한 모든 장수 부부가 반대체질이다. 부부가 서로 반대체질이 아니라면 부부 중 한 명은 80세를 넘길 수 없다는 의미다.

그렇다면 반대체질이 아닌 부부가 함께 80세를 넘길 방법은 없는가? 이 책이 그 방법을 제시한다. 정확한 체질 감별에 따라 8체질 섭생을 하는 것이 그 답이다.

7쌍의 장수부부 체질감별 결과

*괄호는 배우자 사망시 부인 나이

| | 생존 | | | | 작고 | | | | 궁합 항목별 평가 | | | |
| | 남편 | | 부인 | | 남편 | | 부인 | | 음양 | 오행 | 교감 | 좌우 |
	체질	나이	체질	나이	체질	나이	체질	나이			신경	
사례1	토양	93	수양	85					상생	상생	상생	약함
사례2					금양	83	목양	93 (82)	상생	상생	상생	약함
사례3	금양	90	목양	83					상생	상생	상생	약함
사례4	금음	93	목양	93					상생	토 약함	상생	상생
사례5	목양	89	금양	81					상생	상생	상생	약함
사례6	금양	85	목양	85					상생	상생	상생	약함
사례7	목음	86	수양	83					약함	상생	상생	상생

비교사례

비교 사례1			목양	69	금양	53			상생	상생	상생	약함

위에 사례에 등장하는 7쌍 부부의 정보

① 4쌍은 전남 곡성군에서 나고 거주함. 나머지 2쌍도 농촌에서 나고 성장했고, 현재는 도시에 거주하고 있음.

② 6쌍 부부 및 자녀들은 평범한 사람들이고, 특별한 건강관리 비법이 없다.

③ 남성은 20대 중반이나 후반에, 여성은 20대 초반에 결혼해 계속 같이 살아옴.

위 표의 결과가 놀라운 이유는 여러 대상에서 일부를 선별한 것이 아니라 면담 가능한 모든 장수 부부를 대상으로 했는데도 모든 부부가 일관되게 반대체질이라는 사실이다. 이들 모두 평범한 삶을 살아온 사람이고, 8체질 섭생에 대한 개념도 모르고 어떤 특별한 건강관리도 없이 자연스럽게 건강한 노년의 삶에 이르렀다. 만약 이들 장수 부부가 8체질 개념을 알고 섭생을 한다면 100세 혹은 120세까지 건강을 누릴 수 있을 것이다.

모든 장수부부에서 궁합의 여러 항목이 일관되게 상생으로 나온다는 것은 장수부부 사이에는 음양오행이 일정한 방식으로 상호작용한다는 것을 의미한다. 반대체질이 아닌 부부는 궁합의 일부 항목만 상생으로 나오고 따라서 상호 보완성이 제한적이라 부부가 함께 장수할 수 없다.

이렇게 장수부부에게 궁합의 여러 항목이 상생으로 나오고, 그렇지 않은 부부는 여러 항목이 상극으로 나와서 부부의 장수 여부를 정확히 구분할 수 있다는 것은 8체질이 과학적이라는 의미다. 이렇게 일관성 있는 결과가 도출되려면 8체질이 우주의 섭리여야 하고 감별자의 정확한 감별 능력이 전제되어야 한다.

이 표의 의미는 어떤 인위적 건강관리 없이 자연스럽게 삶이 전개되는 생활환경 조건에서는 부부가 반대체질이 아닌 경우에는 부부 중 한 사람이 80세를 넘길 수 없다는 것이다.

그렇다면 부부가 반대체질이 아니라면 오래 살 수 없다는 것일까? 반대체질인 부부는 음양오행의 기운이 서로 보완적이라서 상생의 기운이 작용한다. 이런 음양오행의 상호보완적 상생 원리는 사람과 음식 사이에도 작용하니 부부가 반대체질이 아닌 경우는 음식으로 음양오행의 기운을 보완해주면 된다. 따라서 서로 같은 상극의 체질만 아니라면 음식으로 음양오행의 기운을 보완해주는 8체질 섭생으로 부부가 함께 80세를 넘기는 것은 어렵지 않다. 같은 체질인 부부가 장수하려면 생활환경 개선과 더 많은 노력이 필요하다.

결론적으로

① 가장 강력한 치료 수단은 반대체질인 배우자(혹은 반대체질 가족)이다.

② 보이지 않는 힘인 음양오행의 기운에 기반한 8체질 섭생은 인간이 건강을 누릴 수 있는 가장 최적의 섭생법이다.

③ 이 표의 분석에서 확인한 바처럼 8체질은 우주의 섭리이며 자연의 순리이고 그래서 인간의 생명을 작동시키는 근본 원리다.

그래서 8체질 궁합은 과학이다 라고 주장하는 것이다. 8체질 궁합을 검증하는 이 책의 주장은 수천년 인류문명사를 송두리째 흔드는 역사적 사건이다.

위의 표에서 사례2과 비교사례1(호날두 부모)의 공통점은 다음과 같다.

① 부부의 체질 조합이 남편 금양 / 부인 목양으로 이상적인 상생이다.

② 금양체질인 남편이 술을 즐겼다.

두 부부 모두 남편이 술을 즐겼지만 비교사례1에서 남편은 53세에 작고했고, 사례2의 남편은 83세까지 살았다. 사례2의 남편은 옛날 시골에서 아무런 감미료를 넣지 않은 청정막걸리를 마셨다. 금양체질의 경우 막걸리 성분은 탄수화물이라 몸에서 포도당으로 전환되어 간에 이로우니 상대적으로 알코올의 피해를 완충해준다(간이 강한 목양체질, 목음체질은 막걸리가 매우 해롭다). 이런 차이가 두 사람의 수명에 차이를 야기한 것이다.

위의 표에서 사례1과 사례2의 공통점은 다음과 같다.

① 사례1은 남편 토양 / 부인 수양이고, 사례2는 남편 금양 / 부인 목양이다. 두 사례 모두 반대체질로서 이상적인 상생의 관계다.

② 두 사례 모두 남편이 술을 즐겼다.

사례2에서 금양체질 남편은 83세에 작고한데 비해 사례1에서는 토양체질 남편이 현재 93세인데 기력이 정정하고 왕성히 사회활동을 하고 있다. 금양체질은 간의 해독기능이 약해 알코올에 취약한 편이고, 토양체질은 간의 해독기능이 강해 알코올에 강한 편이다. 그리고 금양체질은 채식체질이라 해로운 음식이 많지만 토양체질은 잡식체질이라 대부분의 음식이 잘 맞다. 이런 점이 두 사람의 건강 수명에 영향을 미친 것이다.

사례2와 사례3은 부부의 체질구성이 같다. 남편 금양 / 부인 목양체질로 반대체질이라 이상적인 상생의 관계이다. 사례2의 남편인 83세에 작고한데 비해, 사례3의 남편은 90세로서 다소간 기억력 감퇴 기미가 있지만 현재 일상의 활동에 전혀 지장이 없다. 사례2의 남편이 술을 즐긴데 비해, 사례3의 남편을 술 담배를 일체 하지 않는 생활의 차이가 건강을 결정한 것이다.

부부궁합이 좋은 장수부부라도 두 사람 사이에 건강에 차이가 난다. 공통적으로 나타나는 현상은 부부 중에서 태양인(금양체질, 금음체질)인 사람의 건강이 상대적으로 좋지 않다. 이는 음식과 관련이 된다. 채식체질인 태양인은 육고기, 기름진 식품이 안 맞기 때문에 자연히 건강에도 취약할 수밖에 없다. 태양인이라도 체질에 대한 개념을 가지고 섭생에 유의하면 건강을 누릴 수 있다.

태양인이라도 젊을 때는 소화력이 강하고 반대체질인 배우자의 상생의 기운까지 더해지니 비체질식품도 거뜬히 소화하게 마련이다. 아궁이 불의 화력이 강하면 젖은 나무가 섞여도 잘 타는 것과 같은 이치다. 그러나 나이를 먹어가면서 비체질 식품에 대한 처리능력이 저하되기 때문에 건강에 타격을 받게 된다. 즉 아궁이 불이 약해지면 젖은 나무가 섞인 땔감이 잘 타지 않고 연기가 나는 것과 같다. 이런 이유 때문에 특히 태양인은 나이가 들어감에 따라 식생활에 더 유의해야 한다.

(2) 대통령 부부의 8체질 궁합

대통령부부 8체질

| | 생존 | | | | 작고 | | | | 궁합 항목별 평가 | | | |
| | 남편 | | 부인 | | 남편 | | 부인 | | 음양 | 오행 | 교감신경 | 좌우 |
	체질	나이	체질	나이	체질	나이	체질	나이				
전두환/이순자				84		91		(83)				
노태우/김옥숙				88		90		(87)				
김영삼/손명순				95		88		(88)				
김대중/이휘호						86		98 (88)				

유고 혹은 아직 80세 안 됨

	체질	나이	체질	나이	체질	나이	체질	나이	음양	오행	교감신경	좌우
박정희/육영수					금음		목양		상생	토 약함	상생	상생
노무현/권양숙			목음		금음				상생	상생	상생	약함
문재인/김정숙	금양		목양						상생	상생	상생	약함
윤석열/김건희	목음		금음						상생	상생	상생	약함

　우리나라 대통령 부부들의 공통점이 무엇인가? 유고로 돌아가신 박정희, 노무현 대통령을 제외하고, 전두환, 노태우, 김영삼, 김대중 대통령부부 모두 80세를 넘어 장수를 누렸다.

　위의 표에서 7쌍의 장수부부에 대해 실증한 바처럼 80세가 넘어 장수하는 모든 부부는 반대체질이다. 그렇다면 80세가 넘어 장수한 전두환, 노태우, 김영삼, 김대중 대통령부부는 모두 반대체질이라는 추정이 가능하다.

　박정희 대통령은 금음체질, 육영수 여사는 목양체질로 알려졌다. 위에 언급한 사례4 부부의 체질궁합과 같다. 노무현 대통령은 금음체질로 알려졌고, 권양숙 여사는 목음체질로 추정되니 서로 반대체질로 가장 이상적인 체질 조합이다.

문재인 대통령은 금양체질, 김정숙 여사는 목양체질로 추정된다. 윤석열 대통령은 목음체질, 김건희 여사는 금음체질로 추정된다. 문재인 대통령부부, 윤석열 대통령부부 모두 서로 반대체질로 가장 이상적인 체질조합이다.

즉 모든 대통령이 반대체질로 가장 이상적인 체질조합이다.

왜 대통령 부부는 반대체질일까? 체력은 대통령이 되기 위한 첫째 덕목이다. 첫 사회생활에서부터 리더로 성장하기 위해서는 폭넓은 인간관계에서 몸을 사리지 않는 끊임없는 상호 소통이 요구되는데 이를 위해서는 체력이 뒷받침되어야 한다. 대통령 자신은 체질궁합이 좋은 부모 슬하에서 태어나 성장해야 제대로 떡잎이 탄탄하게 다져져 평생 써먹을 틀이 형성되고, 성인이 되어서는 반대체질인 부인을 만나 넘치는 상생의 에너지를 받아야 한다. 이런 저력이 있어야 샘물처럼 솟아나는 열정으로 정상을 행해 끊임없이 강행군을 할 수 있는 것이다.

8체질 궁합은 인생의 한 단면에 불과한 건강을 결정한다. 인생 전반을 결정하는 확장된 궁합이 있을 것이고 이것이 인간의 생로병사, 길흉화복을 좌우한다. 한 나라의 대통령이 되기 위해서는 확장된 궁합이 중요하고, 확장된 궁합의 한 조각인 8체질 부부궁합도 이상적이어야 한다.

그렇다면 대통령 선거에 출마하는 여러 후보 중에서 부부가 반대체질인 후보가 당선될 거라 예상할 수 있는 않는가!

대통령 선거기간이 되면 누가 대통령이 될 건가를 사주로 풀어보는데, 후보 한 사람만의 사주로 인생의 항로가 결정되는 것이 아니고 후

보와 배우자 간의 상호작용하는 궁합으로 생로병사 길흉화복의 인생 항로가 영향을 받으니 부부의 운을 함께 봐야 당선 예상이 더 정확할 듯하다.

나는 건강궁합을 정확히 보는 정도에 그치지만, 도통한 경지에 이른 사람이라면 인생 전반을 꿰뚫어보는 능력이 있을 것이다. 미래를 정확히 예측한 도인 얘기를 누구라도 한 번쯤은 미디어를 통해 접했을 것이다.

밤하늘 무한대의 수많은 별들은 난해하고 어지러운 카오스 그 자체다. 그러나 모든 별이 각각의 궤도가 있고 한치의 어긋남 없이 우주의 섭리에 따라 질서정연하게 움직인다. 인간의 운명이 그러하고, 부부의 궁합도 그러하다.

서양과학에 기반한 현대문명이 절반이라면 나머지 절반은 음양오행에 기반한 동양사상이다. 위대하지만 추상적이고 난해한 동양사상을 어떻게 접근할 것인가? 완벽한 음양오행의 프레임에 기반한 8체질은 동양사상의 정수를 담아 인간과 우주의 섭리를 이해할 수 있는 창문 역할을 한다. 이 책이 이러한 관점을 제시한다.

(3) 사람에게는 끌림이라는 느낌이 있다

사람에게는 끌림이라는 느낌이 있다. 사람에 대한 끌림, 음식에 대한 끌림, 뭔가를 선택할 때의 끌림 등… 이러한 끌림의 대상이 상생이냐 상극이냐 여부가 어떤 운명을 살지 결정한다. 이 끌림은 그 시점의 우연함이 아닌 존재의 본질이 요구하는 거부할 수 없는 필연이다.

건강문제는 주로 태양인에게 생기는데 그 이유는 산업화 이후 식탁을 점령한 육고기 및 기름기 많은 현대의 음식이 태양인에게 안 맞기 때문이다. 태양인들을 감별해보면 육고기 및 기름기 많은 음식을 본능적으로 싫어하는 사람은 건강이 양호한 편인데 비해, 이런 류의 음식에 본능적인 끌림이 있는 사람은 건강문제를 겪는다.

사람에 대한 끌림도 이와 같다. 자신의 체질과 반대되는 이성에게 끌림을 느껴 결혼하는 경우 평생 건강을 누리지만, 같은 체질의 이성에게 끌림을 느끼는 경우 평생 건강문제로 시달리게 된다.

한 나라 대통령이 될만한 사람이라면 모든 끌림이 자신에게 유리하게 상생의 방향으로 향할 것이다. 그렇게 해서 자신과 상생인 배우자를 만날 것이고, 상생인 조력자를 곁에 두게 될 것이고, 이로운 선택으로 일을 수월하게 진행하고 결실을 맺게 될 것이다.

제3장 8체질은 난치병을 치유한다

아래는 8체질 한의사의 치료 사례가 아니라 평범한 일반인이 8체질 섭생을 통해 스스로 병을 극복한 사례다.

(1) 70세 남성이 8체질섭생만으로 3개월만에 당뇨약을 끊다

실테크라는 회사는 삼성반도체에 산업용 기자재를 납품하는 회사이다. 내가 이 회사에 재무담당 전무로 근무하던 2019년의 일이다. 그 회사 사장은 70세로 당뇨병이 있었고, 매달 대한민국 최고 S 의료원에서 정밀 당뇨검사를 받고, 약도 복용하던 상태였다.

내가 그 사장의 체질을 감별했는데 태양인 금양체질이었다. 그에게 맞는 섭생표, 약재, 식초를 알려줬다. 그리고 3개월이 지나자 스스로 당뇨약 복용을 중단했다.

그와 대화를 나눠보니 그의 당뇨병 원인을 명확히 추정할 수 있었다. 그는 본래 타고난 건강체질이다. 건강한 사람의 특징은 수면이 아주 깊다는 것이다. 그가 잠을 잘 자는 것은 그의 건강에 큰 역할을 했다. 문제는 그의 섭생이었다. 그는 쇠고기가 건강에 좋다는 건강정보를 믿고 쇠고기를 즐겼다. 또한 그의 부하직원인 서 이사라는 분이 사장님에게 감사를 표시하기 위하여 최고의 토종꿀에 홍삼을 버무린 귀한 보약을 자주 선물했다. 그의 체질에는 이러한 식생활이 건강에 치명적이다. 전에는 그러지 않았는데 근년에 들어서 밤만 되면 피곤으로 버티지 못했다. 나이가 들어 그러려니 여겼지만 당뇨증세가 발견된 것이다.

(2) 간암수술 후 재발한 남성이 8체질섭생만으로 건강을 회복하다

2018년 2월 '8체질 건강기적' 책을 출간했다. 그 해 3월에 출판사를 통해 독자로부터 이메일이 도착했다. 다음의 내용이다.

"선생님, 저는 광주광역시에 사는 54세의 OOO입니다.

저는 B형 간염과 간경화 초기를 겪었습니다. 그러다가 2012년 간암 1차 수술을 했고, 2년 6개월 후인 2015년에 재발해서 2차수술을 했습니다. 선생님도 B형 간염과 간 질환을 겪었지만 완쾌되었다고 책에서 읽었습니다. 선생님을 꼭 뵙고 치유하는 방법을 알고 싶습니다. 선생님 꼭 부탁드리겠습니다."

그를 만나서 감별해보니 태양인 금양체질이었다. 당시 그 자리에서 그를 함께 봤던 60대 여성이 나에게 나중에 말하기를 "그 사람 얼굴빛을 보니 살아나기 힘들겠네요." 내가 보기에도 그는 검은 낯빛에 병색이 완연했다.

한국에서 암 환자들은 흔히 서로 긴밀한 연락을 통해 건강정보를 나누며 상부상조한다. 그도 주변에 많은 암 환자들을 통해 나름 많은 간암 관리법을 축적하고 있었다. 그런데 8체질 섭생법으로 볼 때 대부분이 근거 없고 엉터리였다. 이러한 불분명한 환자의 섭생 문제는 전 세계적인 문제다. 섭생이 중요하다는 데는 일치된 의견을 보이지만 방법에 있어서는 의료전문가마다 제각각이다.

그에게 제대로 된 금양체질 섭생법을 상세히 알려줬다. 올바른 식단, 유익한 몇 가지 약재, 그리고 체질에 맞는 식초. 이 세 가지가 전부였다. 그리고 필요할 때마다 그가 SNS로 질문을 해왔고 답변을 해줬다. 이를 잘 지켜 면역력을 높여 자연치유를 하는 것은 전적으로 그의 몫이었다.

이 글을 쓰는 2022년 4월 현재 그는 완전히 건강을 되찾아 그의 아내(수양체질), 딸(금양체질)과 함께 행복하게 살고 있다. 가끔 SNS를 통해 나의 안부를 묻곤 한다.

(3) 간암으로 3개월 시한부 삶을 선고받은 남성의 회복 사례

아시아금융위기로 인해 한국의 기업이 무수히 부도나던 시절 그도 운영하던 회사가 부도가 났다. 그 힘든 과정에서 그는 간암으로 3개월 시한부 판정을 받았다.

우연히 그의 사연을 인터넷에서 접하고 마침 같은 고향 사람이라 그를 2017년 방문했다. 그는 19년째 건강을 누리며 농장을 운영하고 있었다.

그를 감별해보니 태양인 금음체질이었다. 그는 자신이 무슨 체질인지 몰랐고 8체질섭생을 모르고도 시한부 인생을 극복했다. 그가 어떻게 투병생활을 했는지 자세히 듣게 되었다. 그는 자신이 무슨 체질인지 몰랐지만 운 좋게도 기가 막히게 금음체질에 맞는 섭생을 했던 것이다. 그는 3년간 매일 계곡 물에서 흘러내리는 차가운 물로 냉수욕을 했다는데, 그것도 그의 체질에 맞다.

그러나 모든 사람이 그처럼 운이 좋을 수는 없다. 자연치유를 시도하는 대부분의 암환자들이 불행한 최후를 맞게 마련이다. 서양의학에서 암환자들의 자연치유를 어리석은 짓이라고 만류하는 이유다. 충분히 납득할 만하다. 그러나 8체질섭생이라면 당연히 자연치유를 시도해야 하고, 이 분의 사례보다 더 낙관적인 결과를 기대할 수 있다.

(4) 중증 하지근무력증과 만성두통에 시달리던 여성이 뇌수술 대신 8체질섭생만으로 회복

20대 후반의 직장여성이 극심한 두통과 중증 하지근무력증이 와서 병원을 가서 진찰을 받았다. 이를 치료하기 위해서는 한 번에 3천만원 정도가 드는 뇌수술을 몇 차례 해야 한다는 의사소견을 받았다.

8체질감별전문가가 감별해보니 태양인 금음체질로 나왔고, 이 여성은 금음체질에 맞는 섭생을 하며 오가피 3만원어치를 사서 60번 정도를 다려먹고 완치되었다.

현대의학에서는 증세가 나타난 곳이 치료의 표적이 된다. 위의 경우에는 머리와 다리에 증세가 나타났다. 그래서 머리가 치료의 표적이 되어 환자에게 머리 수술이 권장된 것이다. 그러나 병의 근본원인은 증세가 나타난 곳에 있는 것이 아니다. 증세가 나타난 곳을 치료하는 대신 8체질섭생을 통해 장부의 불균형을 완화하니 면역력이 작동하여 몸이 스스로를 치유하는 자연치유가 된 것이다.

위에서 몇 가지 사례를 언급했지만 이러한 사례는 부지기수로 많다. 췌장암 환자가 치료 가능성이 없어 의사가 퇴원해서 임종준비를 하라 했는데 섭생만으로 회복된 사례도 있다. 췌장암으로 사망한 스티브 잡스가 만약 8체질섭생을 하며 권도원 박사(8체질을 창안한 한의사)에게 8체질 침법으로 치료를 받았더라면 그는 100% 생존 가능했을 것이다. 권도원 박사는 현대의학으로 볼 때 치료 불가능한 환자를 8체질의학으로 생존시키는 기적을 만드는 사람이니까.

(5) 기적 같은 자연치유를 경험했습니다

미국 버지니아 주에 거주하는 교포 김상수씨는 20여년을 각종 건강 문제로 고통을 겪었다. 불면증, 현기증, 가슴 두근거림, 악성치질 등 온갖 증상이 그를 괴롭혔다.

그의 아내는 미국 대학에서 영양학을 강의하는 교수인데, 그녀는 자신의 모든 지식을 동원해 웰빙식단으로 남편 건강을 챙겼지만 효과가 없고 오히려 나날이 증세가 악화되었다.

그러다가 우연히 8체질 서적을 접하고 건강을 회복할 실마리를 찾았다. 그는 자신이 본태성 고혈압이고 다른 여러 정황상 목양체질이라는 것을 확신했다.

그는 책에서 "목양인에게는 푸른 잎 채소는 독이다"는 어구를 보는 순간 온몸에 전율이 느껴지는 신비한 체험을 했다. 그리고 마음에서 병의 원인을 드디어 찾았다는 확신이 들었다. 그동안 그의 아내가 챙겨줬던 웰빙 식단은 목양체질에게는 오히려 독으로 작용한 것이다.

그 다음 날 아침부터 김치는 물론 푸른 잎 채소는 일절 입에 대지 않았다. 체질을 알기 전에는 유독 쌈을 좋아하고 또 일부러 많이 먹으려 했었다. 왜냐하면 상추에 수면제 성분이 들어 있다고 해서 불면증에 도움이 될까 해서 많이 먹었는데 그게 오히려 병을 악화시키는 큰 원인이었던 것이다. 그리고 책에서 있는 대로 쇠고기를 자주 먹었다. 다행히 미국은 대형 마트에서 날짜가 조금 지난 쇠고기는 상당히 싸게 구입할 수 있다. 맥도날드 두 개 가격이면 그의 가족 네 사람이 배불리 먹고도 남았다.

그 간단한 것을 모르고 그동안 고생한 걸 생각하면 원통하기도 했지만 늦게나마 건강의 원리를 알았고 그 덕분에 건강을 되찾았으니 참으로 감사할 따름이다. 그의 일생일대의 최고의 행운은 8체질을 만난 사건이다.

(6) 미국 메이저리그에서 활약하는 한국인 야구선수들의 체질

성명	수상	3월~4월 (서늘한 기온)	5월~9월 (높은 기온)
태음인(목양체질, 목음체질)			
박찬호	월간 투수상		1998년 7월
추신수	월간 선수상		2008년 9월, 2015년 9월
강정호	월간 신인상		2015년 7월
류현진	월간 투수상		2019년 5월
태양인 금양체질			
최희섭	월간신인상	2003년 4월	

태음인(목양체질, 목음체질)은 열린 피부모공으로 땀이 잘 나야 생체기능이 활발해져 경기력이 올라간다. 이런 이유 때문에 태음인은 사우나나 온수욕이 좋고, 무더운 여름에 경기력이 향상된다.

이에 비해, 태양인(금양체질, 금음체질) 및 소음인 수양체질은 피부모공이 닫혀 땀이 나지 않을 때 생체기능이 활발해져 경기력이 올라간다. 그래서 그들은 무더운 여름보다 서늘한 기온에서 경기력이 올라간다. 앞부분에서 얼음목욕/냉수욕 관련해서 홀란드, 호날두, 래시포드를 언급한 바 있는데, 태양인의 이런 특성과 관련된다.

흥미로운 사실은 미국 메이저리그에 진출한 한국인 야구선수들이 상을 받은 계절이다. 아래 표에 보는 바처럼, 금양체질의 최희섭은 기온이 낮은 4월에 상을 받았다. 나머지 선수들은 모두 태음인인데 그들은 모두 기온이 높은 계절에 상을 받았다. 이는 위에 언급한 기온과 체질의 상호관계에 대한 내용과 일치한다.

김광현은 2007년~2019년 13년간 한국프로야구에서 활약했고, 이후 2020년 미국프로야구에 진출해 활약하고 있다.

"Where's the beef? Not for Cardinals' Kim before he starts"

이 문구는 세인트 루이스 지역신문인 St. Louis Post-Dispatch

에 나왔던 기사의 제목이었다. 야구경기에서 힘을 내려면 잘 먹어야 하고, 따라서 가장 선호하는 쇠고기를 언급하느라 "Where's the beef(쇠고기 어딨어)?라고 제목에서 먼저 나온 것이고, 이어서 "Not for Cardinals' Kim before he start(김광현은 선발로 마운드에 설 때는 쇠고기를 먹지 않아)"라는 제목을 쓴 것이다. 기사에 의하면, 그는 선발로 나서기 전 식사에서는 돼지고기, 쇠고기는 물론 심지어 한국식 바비큐조차 먹지 않는다. 신문은 "선발 등판일 전날 이런 육고기를 먹게 되면 나는 몸이 무겁게 느껴진다."라는 김광현의 말을 언급했다.

한국 프로야구에서 활약하던 시절인 11년 전 그는 뇌경색으로 안면마비를 겪은 적이 있다. 안면마비가 오기 직전에 그는 그해 2010년 팀의 한국시리즈 우승 축하행사에 참석했는데, 그 자리에서 술과 육고기를 먹었던 것이 원인으로 추정된다.

8체질에서 쇠고기는 폐와 대장을 보한다고 본다. 또한 쇠고기는 음양 중에서 양에 속한다. 태음인(목양체질, 목음체질)은 오장육부에서 폐/대장이 가장 하위 서열이고 음에 속하는 체질이라 쇠고기는 약한 폐/대장을 보하고 부족한 양을 보해주니 태음인에게 최고의 보양식이다. 야구는 태음인에 적합한 종목이라 태음인 위주의 식단에서 당연히 쇠고기는 가장 선호되는 음식이다.

태양인(금양체질, 금음체질)은 오장육부에서 폐/대장이 가장 상위 서열이고 양에 속하는 체질이라 쇠고기는 강한 폐/대장을 지나치게 보하고 넘치는 양을 지나치게 보해주니 한쪽으로 음양오행의 기운이 치우쳐 장부의 불균형이 심화되니 태양인에게 최악의 보양식이다. 특히 양적 성질이 더 강한 금양체질에게 더 해롭다. 거기다 담즙분비가 적으니 태양인에게 부담이 가중된다. 간의 해독기능이 약한 태양인은 술도 조심해야 한다.

이런 사항들을 종합해보면 김광현은 태양인(금양체질, 금음체질)에 속하고, 다행히 그의 체질에 해가 되는 육식의 해로움을 인지하고 있는 듯하다. 한국 프로야구 최고의 유망주였지만 잦은 부상으로 제기량을 발휘하지 못하고 조기 은퇴한 같은 태양인 한기주 선수(금양체질)와 대비된다. 만약 한기주가 8체질을 알고 그에 맞게 섭생을 하며 적절히 체력관리를 했더라면 하는 아쉬움이 남는다.

	출생	한국프로야구		현재 상태	체질
		데뷔	신인계약금		
한기주	1998	2006	10억원	3년 전 은퇴	태양인 금양체질
류현진			2억5천만원	토론토 블루제이스에서 활동	태음인 목양체질

한기주와 대비되는 또 한 명의 프로야구 선수는 류현진이다. 그들은 동갑에 같은 2006년도에 프로에 데뷔했다. 그 당시 한국 프로야구에 진출하면서 한기주가 10억원의 신인계약금을 받았고 류현진은 그 1/4에 불과한 2억5천만원을 받았다. 한기주는 초고교급 투수로 당대 최고의 유망주로 기대를 모았고 류현진보다 한 차원 높게 평가되었다.

그러나 한국 프로야구 진출 후 둘의 성적은 극명하게 갈렸다. 기대와 달리 한기주는 제 기량을 발휘하지 못하고 부상을 다하기도 했고 결국 삼성 라이온스로 트레이드되었다. 이후에도 부진을 거듭하고 부상으로 수술까지 하고 조기은퇴했다.

한기주에 비해 류현진은 프로야구에서 일취월장하며 최고의 투수로 성장했고, 미국프로야구에 진출했다. 미국에 가서도 LA 다저스에서 에이스급 활약을 펼쳤고, 이후 4년 8천만불(년 평균 2백30억원) 계약으로 토론토 블루제이스로 이적해 에이스로 현재 활약하고 있다.

만약 한기주가 자신의 체질에 맞게 섭생으로 체력관리를 했다면 같은 태양인 김광현처럼 현재까지 활약을 했을 것이고, 현재 전성기를 맞고 빛나는 활약을 하고 있는 류현진 이상으로 화려한 전성기를 누리고 있었을 것이다.

한기주가 은퇴했다는 소식을 듣고 안타까운 마음에 그를 직접 만나 감별을 해봤다. 그 당시 그는 이미 부상으로 인한 수술 때문에 재기는 불가능한 상태였다.

제4장 보이지 않는 생체에너지 이해하기

(1) 만물이 생체 에너지에 영향을 미친다

만물이 나의 생체 에너지에 영향을 미친다. 이런 식으로 나와 궁합이 작용하는 것이다.

8체질은 현대의학으로 접근 불가능한 음양오행이라는 생체에너지를 다룬다. 우리 주변의 흔한 음식물이나 물질이 질병을 일으키거나 질병을 치료하는데 사용될 수 있다. 아래는 그런 사례들에 대한 모음이다

	현대의학	8체질의학
포도당 (dextrose) 링거	태음인 목양체질의 환자가 포도당링거를 맞다가 예기치 못한 심정지로 사망해도 현대의학은 이의 원인을 규명하지 못한다.	건강한 사람이 병원에서 간단한 국부 수술을 받다가 사망한 경우가 있다. 내 주변에서 이런 일을 겪는 경우가 두 번이고, 미디어를 통해 돌발적 사망을 알리는 소식은 적잖이 접했다. 이런 사고는 태음인 목양체질인 사람이 포도당 (dextrose)링거를 맞다가 발생한다. 이 체질은 포도당 대신 식염수(saline)링거로 대체해야 한다. 이러한 사실은 서울대 해부학교수로 있던 이명복 교수의 저서에도 소개되는 내용이다. 목양체질과 반대되는 체질이 태양인 금양체질인데, 이 체질인 사람이 뇌졸중으로 쓰러져 식물인간 상태에서 포도당주사만 2주간 맞고 회복했다는 사례가 있다. 그만큼 포도당주사는 이 체질에 매직으로 작용한다.
채식체질 vs. 육식체질	체질을 구분하지 않고 골고루 먹도록 권장된다.	각 체질에 따라 유익하거나 해로운 식품이 다르다. 간이 강한 태음인(목양체질, 목음체질) 은 육식체질이다. 절에서 거주하는 스님들은 채식 위주의 식생활을 하는데, 이로 인해 태음인 스님의 경우 건강문제를 겪을 수 있다. 반대로 채식체질인 태양인(금양체질, 금음체질) 스님은 좋은 건강상태를 누린다.
녹용	약재로 사용되지 않는다.	태음인(목양체질, 목음체질) 및 소음인(수양체질, 수음체질)의 약재로 사용된다. 태양인(금양체질, 금음체질), 소양인(토양체질, 토음체질)에는 해롭다. 특히 태양인 금음체질이 복용할 경우 중증 근무력증을 일으킬 수 있다.

금(금 장신구, 금니)	귀금속으로 간주될 뿐이다. 치과에서 치아의 재료로 사용된다.	금(gold)은 오행에서 금(金: 간/담에 해당하는 생체에너지) 기운을 높여준다. 태음인은 금(金) 기운이 약한데 금 장신구나 금니가 약한 금(金) 기운을 보해주기 때문에 장부의 불균형이 완화되어 면역력이 올라가니 건강에 이롭다. 이에 비해, 태양인은 금(金) 기운이 강한데 금 장신구나 금니가 강한 금(金) 기운을 더 강하게 보하니 장부의 불균형이 심화되어 면역력이 떨어지니 건강에 해롭다. 1988년 서울 올림픽 때의 일이다. 태양인 금양체질의 양영자 선수가 훈련 중 어지러워 쓰러졌다. 치과에서 금니를 씌우고 나서 생긴 부작용이었다. 권도원 박사의 권고에 따라 금니를 제거하고 정상 컨디션을 되찾아 결국 금메달을 목에 걸었다.
식초	식품의 하나에 불과	식초는 간의 수렴작용을 돕는다. 따라서 간이 약한 태양인에게 식초는 크게 이로운 식품이다. 그러나 식초의 원재료가 비체질식품이라면 이롭지 않다. 이에 비해, 간이 강한 태음인은 신맛의 식초가 이롭지 않다. 체질에 이롭지 않는 식품이라도 부재료로 소량 첨가되는 것은 문제가 없다. 즉 뭐든 과하지 않게 골고루 먹는 것이 한 방편이 될 수도 있다.
냉수샤워 vs. 온수샤워 산성수 vs. 알칼리수	개인의 기호	태양인은 냉수욕 및 산성수가 맞다. 태음인은 온수욕 및 알칼리수가 맞다.
혈압	혈압이 높을수록 심혈관계 질병의 위험이 높다고 여겨 획일적으로 130/80mmHg를 유지하도록 권고한다.	건강한 태음인 목양체질은 건강한 상태에서 일반적인 권고치보다 혈압이 높다. 180/90mmHg 인 목양체질이 의사의 권고에 따라 140mmHg로 내렸더니 오히려 일을 제대로 할 수 없었다. 목양체질은 190mmHg이 되어도 큰 문제는 없다.
스포츠별 식생활(축구, 수영, 달리기)	식생활은 체질과 전혀 상관이 없다.	8가지 체질 중에서 태양인(금양체질, 금음체질) 및 소음인 수양체질이 심폐기능이 매우 뛰어나다. 축구, 수영, 달리기는 높은 심폐기능이 요구되기 때문에 이 종목의 선수들은 태양인 및 소음인 수양체질에 속한다. 세 체질 중에서 태양인 금양체질이 가장 신체적으로 강력하기 때문에 뛰어난 선수는 이 체질에 많다. 태양인 금음체질 및 소음인 수양체질은 심폐기능도 뛰어난데다 심장이 태양인 금양체질보다 작아 부하가 덜 걸리기 때문에 마라톤 같은 장거리 달리기에 더 뛰어나다. 종목별 이런 체질적 분포를 고려해 그 체질에 맞는 섭생을 적용하면 선수들의 성적을 향상시키는데 큰 도움이 된다.

스포츠별 식생활(야구)	식생활은 체질과 전혀 상관이 없다.	간은 근육과 골격의 형성에 큰 역할을 한다. 강한 근육이 요구되는 야구는 간이 강해 근육과 뼈대가 잘 발달된 태음인에 적합한 운동이다. 태음인은 타고난 육식체질이라 이 체질이 두각을 나타내는 야구선수들의 식단은 육고기 위주로 구성되어 있다. 이런 식단은 육고기가 해로운 태양인에게 불리하다. 육식 위주의 식단으로 그들은 부상이 빈번하고 그로 인해 기량을 제대로 발휘하지 못하고 일찍 은퇴하게 된다. 이런 대표적인 예가 한기주 선수이다. 그는 류현진과 같은 해에 한국프로야구에 데뷔했는데, 그는 류현진에 비해 신인계약금을 4배나 받았다. 그가 기대만큼 기량을 발휘하지 못하고 결국 부상으로 일찍 은퇴한 것에 비해, 류현진은 현재 미국메이저리그 토론토 블루제이스에서 200여억원의 연봉을 받으며 전성기를 누리고 있다. 한기주와 류현진의 차이는 무엇인가? 한기주는 태양인 금양체질이라 야구단에서 제공되는 육식위주의 식단으로 인해 몸이 망가졌고, 반대로 이런 식단이 류현진에게는 유리하게 작용한 것이다.
운동은 항시 좋기만 할까	미국의 한 저명한 연구에 의하면, 미국 국민의 10%는 운동으로 인한 건강증진 효과를 못 봤다. 그 이유는 밝혀지지 않았다.	소음인체질은 좀체 땀을 흘리지 않는다. 그들은 너무 땀을 많이 흘리면 건강에 해롭다. 따라서 이 체질은 사람은 땀이 살짝 나려고 할 때 운동을 멈추는 것이 건강에 가장 이롭다. 미국 인구의 10% 정도를 소음인이라 간주한다면 앞서 언급한 '운동 효과가 없는 10%'에 대한 답이 될 것이다.
물은 얼마만큼 마셔야 하나	물을 많이 마시는 것이 좋다고 여겨 하루 1~2리터를 마시도록 권장한다.	소음인(수양체질, 수음체질) 및 태양인 금음체질은 물을 너무 많이 마시면 생체기능이 저하되어 오히려 건강에 해롭다. 이 체질은 식사 때 물을 너무 많이 마시면 소화력이 떨어지니 식후 별도로 마시는 것이 좋다. 물은 얼마만큼 마시는 것이 좋은가? 인체가 수분이 필요하면 갈증을 유발하는 신호가 두뇌에 전달된다. 그러면 그 갈증을 가라앉힐 만큼 마시면 된다. 즉 물이 땅기는 만큼 마시면 된다. 몸이 자연스럽게 수분보충을 요구하도록 신체적 활동을 하라. 태양인, 태음인, 소양인이 종일 물을 제대로 안 마신다면 신체적 활동이 부족하거나 건강하지 않은 상태이다.

위의 표에서 설명한 바처럼, 모든 식품, 물질, 활동은 인체의 음양오행에 영향을 미치고, 그 결과 면역력도 영향을 받는다.

8체질의학의 치료 효과를 반감시키는 요인들이 있다. 사람 사이에는 강한 음양오행의 기운이 상호작용한다. 만약 체질이 같은 사람이 함께 지내면 음양오행의 쏠림이 심해져 8체질 섭생이나 침법의 치료

효과가 반감된다. 물론 같은 공간에 체질이같은 이 두 사람이 이외에 다른 체질의 사람이 있으면 완충이 작용하기 때문에 문제가 되지 않는다. 체질이 같아도 사무실에서는 서로 피부 접촉이나 체액이 섞이지 않으니 큰 영향을 받지 않는다. 또한 여러 사람이 있기 때문에 그 중에 체질이 다른 사람이 있게 마련이고 그 사람이 완충 역할을 한다. 그러나 가정에서는 식생활을 같이하고, 호흡이든 세간살이에 묻는 손발 땀의 간접 접촉이든 서로의 음양오행이 한쪽으로 쏠려 불균형이 심화되니 건강에 악영향을 미친다. 따라서 가족 구성원 모두의 체질이 같다면 음식 그릇을 따로 준비해 사용하는 것이 좋다. 가능하면 잠시 동안이라도 체질이 다른 사람이 머무른다면 어느 정도는 완충이 작용할 것이다.

같은 체질의 부부가 아이가 없어 입양을 했는데 아이가 생기는 경우는 그 입양한 아이가 체질이 달라 완충 역할을 해서 부부의 건강이 호전된 경우일 수 있다.

수맥이란 지구 중심에서 방출되는 지자기가 지하에 흐르는 물줄기를 지나며 증폭된 에너지 파장을 의미하는데, 지역에 따라 이러한 파장이 매우 강력한 경우 건강에 치명적인 악영향을 미칠 수 있다. 이런 경우에도 8체질 치료가 효과가 없다.

건강에 영향을 미치는 여러 요인들 중 어떤 요인이 가장 큰 영향을 미칠까? 이는 우선순위를 정하기 어렵다. 리비히의 최소량의 법칙이란 식물의 생육에 영향을 미치는 여러 영양소, 햇빛, 물 등에서 가장 부족한 요인에 생육이 제약된다는 이론이다. 사람의 건강도 여러 요인이 충족되더라도 결핍된 어느 한 가지가 발목을 잡을 수 있다.

(2) 8체질 분류

태양인	금양체질
	금음체질
태음인	목양체질
	목음체질
소양인	토양체질
	토음체질
소음인	수양체질
	수음체질

8체질에서는 인체의 장기를 6장6부로 분류한다. 6장은 간, 심장, 비장, 폐, 신장, 심포를 포함하고, 6부는 담, 소장, 위장, 대장, 방광, 삼초를 포함한다.

인간의 생명은 오감으로 느껴지지 않는 다음의 기운으로 작동한다:

① 음과 양

② 오행: 목(木), 화(火), 토(土), 금(金), 수(水)

경락은 이러한 음양오행의 기운이 흐르는 경로로서 인체에 퍼져있다.

음의 기운이 강하냐 혹은 양의 기운이 강하냐는 체질마다 다르다. 태양인과 소양인은 양의 기운이 강한 체질이다. 태음인과 소음인은 음의 기운이 강한 체질이다. 오행(목화토금수) 중에서 어떤 기운이 강하고 약하냐를 구분해서 체질을 분류한다.

가령, 어떤 사람이 양의 기운이 음의 기운보다 강하고, 오행의 순서가 금(폐/대장에 해당하는 기운), 토(비장/위장에 해당하는 기운), 화(심장/소장에 해당하는 기운), 수(신장/방광에 해당하는 기운), 목(간/담에 해당하는 기운)의 순서이면 태양인 금양체질로 분류한다.

태양인 금양체질은 오행 중 목(간/담에 해당하는 기운)이 가장 약하니 이 목의 기운을 침법이나 섭생을 통해 보해야 병이 치료된다. 혹은 강한 금(폐/대장에 해당하는 기운)을 침법으로 사해도 병이 치료된다.

즉, 8체질에서는 사람이 체질에 따라 음양오행의 상대적 강약 세기를 고유하게 타고나는데, 이 선천적 불균형 상태가 한쪽으로 더 쏠려 선천적 불균형 상태가 더 심화되었을 때 병이 나는 것으로 본다. 그 심화된 불균형을 본래의 선천적 상태로 완화해주면 면역력이 높아져 병이 치료된다.

이런 태양인 금양체질을 반대체질인 태음인 목양체질로 잘못 감별하면 강한 기운을 약한 것으로 여겨 보하게 되고, 그 결과 강한 기운이 더 강해서 장부의 불균형 상태가 더 심화되어 부작용이 발생하는 것이다. 따라서 정확한 체질감별이 매우 중요하다.

8체질 침법은 전신에 퍼져있는 12개 경락상의 혈자리에 침을 놔서 음양오행의 힘을 조절함으로써 치료한다. 각 경락은 5개의 혈자리가 있으니 총 60개의 혈자리를 다스린다.

(3) 체질에 따른 생체에너지 반응 차이

우리 몸의 생체에너지는 음식이나 물질에 의해 강화되거나 약화되는 식으로 반응한다. 이러한 강약 반응은 체질에 따라 다르다.

와이즈만연구소(Weizmann Institute of Science)는 자연 과학과 정밀 과학 분야에서 세계 최고의 기초학문 연구 기관 중 하나다. 독일 막스플랑크, 프랑스 파스퇴르 등과 함께 세계 3대 기초과학 연구소로 꼽힌다.

이 연구소가 2015년 11월 19일자 저널 Cell에 발표한 연구에 의하면 각 음식에 대한 혈당치 반응은 사람마다 차이가 있다. 이러한 와이즈만연구소의 연구는 당뇨병환자의 섭생에서 당지수만을 척도로 삼던 세계 내분비학계 전문가들에게 충격적이었다.

과학으로 검증 가능한 것만을 기반으로 발전해온 서양의학으로 볼 때 이러한 와이즈만연구소의 연구결과는 충격적이겠지만, 그러나 8체질 관점에서 생체에너지에 관여하는 보이지 않는 기운을 고려하면 같은 음식이라도 개인에 따라 당지수 반응이 다른 와이즈만연구소 연구결과는 그리 새로운 것도 아니다.

8체질의 음양오행에 기반한 새로운 패러다임은 천동설에서 지동설로 전환된 코페르니쿠스적 사고와 같이, 세계의 의료사를 새롭게 써 나갈 인류 역사상 가장 중요한 이론이다.

동일한 물질이나 식품에 대해 왜 사람마다 그렇게 생체반응이 다른가?

다음 표는 각 체질별 오장육부의 강약 서열을 표시하고 있다.

체질		오장육부의 강약 서열								
태양인	금양체질	폐·대장 金	〉	비·위 土	〉	심·소장 火	〉	신·방광 水	〉	간·담 木
	금음체질	폐·대장 金	〉	신·방광 水	〉	비·위 土	〉	심·소장 火	〉	간·담 木
태음인	목양체질	간·담 木	〉	신·방광 水	〉	심·소장 火	〉	비·위 土	〉	폐·대장 金
	목음체질	간·담 木	〉	심·소장 火	〉	비·위 土	〉	신·방광 水	〉	폐·대장 金
소양인	토양체질	비·위 土	〉	심·소장 火	〉	간·담 木	〉	폐·대장 金	〉	신·방광 水
	토음체질	비·위 土	〉	폐·대장 金	〉	심·소장 火	〉	간·담 木	〉	신·방광 水

소음인	수양체질	신·방광 水	〉	폐·대장 金	〉	간·담 木	〉	심·소장 火	〉	비·위 土
	수음체질	신·방광 水	〉	간·담 木	〉	심·소장 火	〉	폐·대장 金	〉	비·위 土

다음 페이지 그림은 금양체질 및 금음체질에서 오장육부의 강약 서열을 표현한 것이다. 그래프의 높낮이가 해당 장기의 강약을 표시한다. 태양인(금양체질, 금음체질)은 오장육부에서 간/담이 가장 약한 장기다.

오행에서 간/담에 해당하는 기운은 목(木) 기운인데, 간 경락 및 담 경락을 통해 침법으로 다스려진다. 이러한 8체질 침법과 같은 원리로서, 간 경락 혹은 담 경락 상에 파스를 부착하면 간/담이 강화되어 한쪽으로 쏠려있던 장부의 불균형이 완화되면서 면역력이 올라간다. 이러한 변화는 아래 그림에서 검정 선이 빨강 선으로 바뀌면서 그래프가 완만해지는 식으로 표현되었다.

이러한 그래프의 기울기를 변화시키는 힘은 여러가지가 있다. 사람과 사람 사이에 작용하는 기운, 8체질 침법 및 섭생 등이 대표적인데 작용하는 원리는 같다.

폐 경락 혹은 대장 경락 상의 혈자리에 침을 가해 가장 강한 폐/대장을 사하면 가장 약한 간/담이 상대적으로 강해지고 그 결과 그래프의 기울기가 완만해진다. 이는 면역력이 상승하며 인체의 자연치유가 활발해짐을 의미한다. 혹은 간 경락이나 담 경락 상의 혈자리에 침을 가해 가장 약한 간/담을 보하면 가장 강한 폐/대장이 상대적으로 약해지고 그 결과 그래프의 기울기가 완만해지는 식으로 같은 결과를 얻는다.

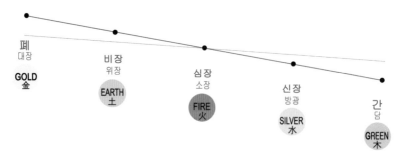

태양인 금양체질

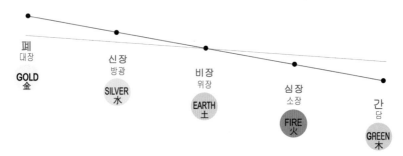

태양인 금음체질

다음 문장은 모두 같은 의미다.

- 생체에너지의 불균형을 완화한다.
- 그래프의 기울기를 완화한다.
- 면역력을 높인다.
- 생체기능이 활발해진다.

1) 금(gold)는 폐를 보한다(오행의 금(金) 기운을 보한다)

　1988 서울올림픽 탁구 금메달리스트 양영자는 올림픽을 앞두고 연습하는 중 쓰러졌다. 몸이 계속 불편해 연습을 제대로 수행할 수 없어 한의원을 찾았다. 최근 덧씌운 금니가 원인이라고 권도원 박사가 판단했다. 금니를 제거하자 몸이 정상으로 회복되어 계속 훈련을 할 수

있었고 올림픽에서 금메달을 땄다.

 그녀의 체질은 태양인 금양체질이다. 이 체질은 폐가 가장 강한 장기인데 금니가 폐를 보해 강한 폐가 더 강력해지고, 그 결과 장부의 불균형이 심화되어 면역력이 급격히 떨어져 건강문제를 야기한 것이다. 이를 설명한 것이 아래 그림인데, 검정 선이 빨강 선으로 바뀌어 기울기가 가팔라졌다.

태양인 금양체질

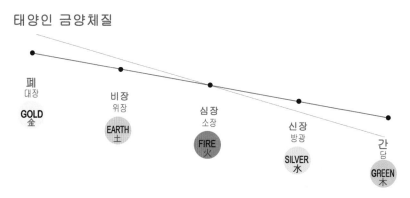

 다음 페이지 그림에서 표시한 바처럼, 태음인 목양체질 장부에서 각 장기의 강약 서열은 태양인 금양체질과 정반대이다. 목양체질이 금니를 하거나 금 장신구를 착용하는 경우 가장 약한 폐를 보하기 때문에 폐 기운이 상승하면서 그래프의 기울기가 완만해진다. 그 결과 면역력이 높아지면서 자연치유가 촉진된다.

태음인 목양체질

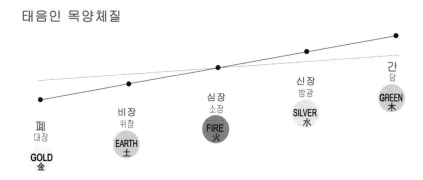

2) 포도당링거는 간을 보한다(오행에서 금(金) 기운을 보한다)

다음은 내가 상담했던 한 여성에게 들었던 얘기다. 그녀의 아버지는 40대 때 뇌졸중으로 쓰러져 중환자실에 입원했다. 식물인간 상태라서 음식물 공급을 받지 못하고 포도당링거만 15일 정도 맞았는데 기적적으로 회복했고, 스스로 운전해서 퇴원했다. 그는 태양인 금양체질이다.

또 다른 사례에서 70대 남성이 뇌졸중으로 쓰러졌고 그는 살아날 가능성이 없어 보였다. 그는 오직 포도당링거만 맞았고 기적적으로 살아났다. 그 역시 태양인 금양체질이다.

다음은 포도당링거에 대한 체험담이다:

- "저는 태양인 금음체질입니다. 위경련으로 인해 응급실에 실려갔는데, 포도당링거를 맞고 몸이 날아갈 듯이 가볍게 느껴졌습니다."

- "제 아버지는 의사인데 제가 감기에 걸리면 절대 약을 먹이지 않고 포도당링거만 놔줍니다."

◇ 포도당링거에 대한 유의사항:

- 비타민B는 비/위장에 해당하는 토(土) 기운을 보한다. 따라서 토 기운이 강한 금양체질은 포도당링거를 맞을 때 비타민B를 투입하면 강한 토 기운이 더 강해져 장부의 불균형이 심화되니 투입하지 않도록 한다.

- 이에 비해, 토 기운이 약한 금음체질은 포도당링거를 맞을 때 비타민B를 투입하면 약한 토 기운이 힘을 얻어 장부의 불균형이 완화되어 면역력이 향상된다. 비타민E는 신/방광에 해당하는 수(水) 기운을 보하기 때문에 수 기운이 강한 금음체질은 비타민E를 투입하면 안 된다. 오장육부에서 장기의 강약 서열을 결정할 때 심/소장은 빼고 판단한다. 가령 금음체질은 장부의 강약 서열이 폐/대장 〉 신/방광 〉 비/위 〉 심/소장 〉 간/담인데 심/소장을

제외하고 왼쪽에 있는 폐/대장 및 신/방광을 강하다고 하고, 오른쪽에 있는 비/위 및 간/담을 약하다고 본다.

금양체질은 혈관에 투입된 포도당이 약한 간을 보하기 때문에 면역력이 급격히 강화된다. 이는 아래 그림에서 검정 선과 빨강 선의 기울기 변화로 표현되었다. 즉, 검정 선이 빨강 선으로 변화되었다.

태양인 금양체질

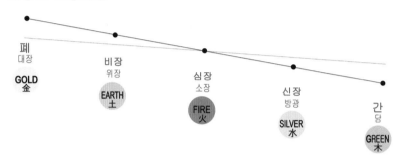

이와는 반대로, 간/담에 해당하는 목(木) 기운이 강한 태음인 목양체질이 포도당링거를 맞으면 강한 간이 더 강해져 장부의 불균형이 심화되어 면역력이 급격히 저하된다. 아래 그림에서 검정 선과 빨강 선의 기울기 변화로 표현되었다. 즉 검정 선이 빨강 선으로 변화되었다.v

태음인 목양체질

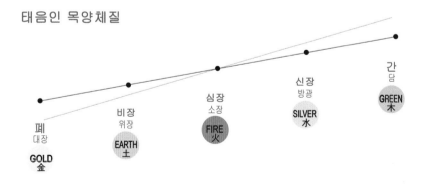

목양체질의 경우 포도당링거로 인해 혼수상태에 빠지거나 갑작스

럽게 사망하는 경우도 발생한다. 따라서 간이 가장 강한 체질인 태음인(목양체질, 목음체질)은 포도당(dextrose solution) 대신 식염수(saline solution)를 사용해야 의료사고를 피할 수 있다.

서울대병원 해부학교수로 40년간 근무한 이명복 교수(1913-2007)는 포도당링거로 인한 의료사고를 여러 번 목격하고서 그의 8체질 저서에 이를 상세히 기술했다.

3) 체질에 따른 음양(陰陽)의 역학관계

태양인(금양체질, 금음체질) 및 소양인(토양체질, 토음체질)은 음양(陰陽)의 측면에서 양적 기운이 음적 기운보다 강하다. 사람과 사람 사이에 그리고 사람과 식품 사이에는 상호작용을 주고받는데 음양의 상호작용도 일어난다. 양적인 체질인 사람은 음적인 성질의 식품이 좋고, 음적인 체질인 사람은 양적인 식품이 좋다.

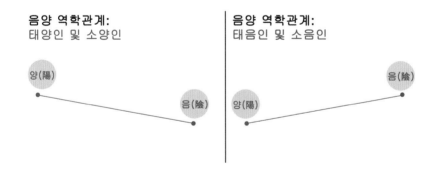

생강, 고추가루는 양적 성질의 식품이라 섭취하는 사람의 양(陽)적 성질을 북돋는다. 이러한 식품을 섭취할 때 음양의 기운에 어떤 변화가 일어나는지 아래 그림에 나타나 있다.

양적 기운에 비해 음(陰)적인 기운이 더 강한 태음인, 소음인이 이런 양적 성질의 식품을 섭취할 때 영향이 다음 그림의 오른쪽에 나타나 있다. 검정 선일 때에 비해 빨강 선의 기울기가 완만하다는 것은 장부의 불균형이 완화되어 면역력이 올라갔음을 의미한다.

양적인 기운이 강한 태양인, 소양인이 양적 성질의 생강, 고추가루가 많이 들어간 식품을 섭취하면 다음 그림의 왼쪽에서 보는 바처럼 음양의 기운이 양적으로 더 치우쳐 좋지 않다. 검정 선이 빨강 선으로 바뀌며 기울기가 가팔라졌다.

보리는 음적 성질이 강한 식품이라 태음인, 소음인에게 안 맞다. 보리에 싹을 내서 말린 엿기름은 식혜의 원료로 쓰기 때문에 식혜 역시 태음인, 소음인에게 안 맞다. 그런데 여기에 양적 성질의 생강을 충분히 넣으면 식혜의 음적 성질을 완충해주기 때문에 태음인, 소음인도 식혜를 즐길 수 있다. 그러나 식혜에 생강을 많이 넣으면 양적 성질이 강한 태양인 금양체질은 불편함을 느낄 수 있다.

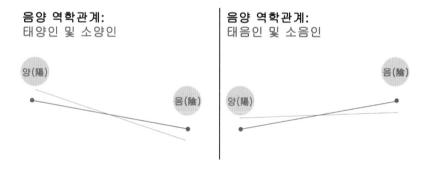

음양 역학관계:
태양인 및 소양인

양(陽)

음(陰)

음양 역학관계:
태음인 및 소음인

음(陰)

양(陽)

사람이 음(陰)적 체질이냐 양(陽)적 체질이냐 여부는 측정보조물을 이용해 오링테스트를 해보면 된다. 가령 황칠나무 혹은 황칠식초는 강한 양적 성질인데, 이것으로 오링테스트를 해보면 어렵지 않게 음양 여부를 파악할 수 있다.

음양 여부에 따른 섭생표

	양(陽)적 체질	음(陰)적 체질
	태양인, 소양인	태음인, 소음인
인삼, 홍삼(양적 성질)	부적합	적합
녹용(양적 성질)	부적합	적합
꿀(양적 성질)	부적합	적합
고추가루, 생강, 강황(양적 성질)	부적합	적합
따뜻한 물 마시기	–	적합
찬물 마시기	적합	–

사람이 양(陽)적 체질과 음(陰)적 체질로 구분되는 것처럼, 식품도 성질이 음적이냐 양적이냐로 구분된다. 일반적으로 뿌리식품은 양적 성질이고, 푸른잎채소는 음적 성질이다. 그러나 단순히 양적 체질인 태양인, 소양인은 양적 성질의 뿌리식품이 안 맞고, 음적 체질인 태음인, 소음인은 음적 성질의 잎채소가 안 맞다는 식으로 단순화시킬 수 없는 이유는 사람에게 영향을 미치는 것은 식품의 음양만 있는 것이 아니고 식품의 오행 성질도 사람에게 영향을 미치기 때문에 이를 감안해 종합적으로 판단한다.

태양인 금양체질인 경우 어떤 식품이 양적이라도 그 양적 성질이 강하지 않고 오행 중 목(木)과 수(水) 기운이 강하게 보완적일 때는 유익이 해로움을 상쇄하고도 남기 때문에 전체적으로 유익하다. 배추김치에는 강한 양적 성질의 생강, 고추가루가 부재료로 들어가지만 그러나 양이 많지 않고 원료에서 배추(음적이고 목 기운임)가 재료의 대부분을 차지하면서 생강, 고추가루의 양적 성질을 완충하기 때문에 전체적으로 봐서 유익한 식품이 되는 것이다.

4) 체질에 따른 자율신경계의 역학관계

아래 그림에서 표현한 바처럼, 교감신경긴장체질인 태양인 및 소음인은 교감신경이 항시 활성화된 상태이다. 부교감신경긴장체질인 태음인 및 소양인은 교감신경이 항시 억눌린 상태이다.

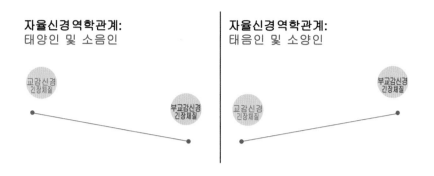

아래 그림 왼쪽에 표현한 바처럼, 카페인은 부교감신경을 억누르기 때문에 상대적으로 태양인 및 소양인의 교감신경이 더 활성화되고, 그 결과 검정 선이 빨강 선으로 바뀌며 장부의 불균형이 심화되면서 면역력이 감소한다. 이에 비해, 아래 그림 오른쪽에 표현한 바처럼, 태음인 및 소양인은 카페인이 억눌린 교감신경을 활성화하기 때문에 검정 선이 빨강 선으로 바뀌며 장부의 불균형이 완화되면서 면역력이 증가한다. 카페인은 음식이라기보다 약물에 가깝기 때문에 태음인 및 소양인에게 카페인이 유익하더라도 섭취량을 제한하는 것이 바람직하다.

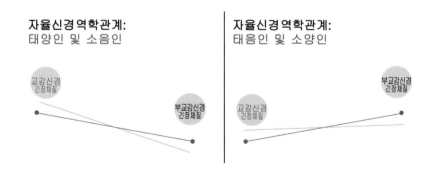

자율신경 타입을 구분하기 위하여 오링테스트를 이용한다. 먼저 마스크를 쓰지 않거나 일반 마스크를 쓰고 오링의 세기를 측정한다. 이어서 천연쪽염색마스크를 쓰고 오링의 세기를 측정한다.

천연쪽염색마스크를 썼을 때 오링의 힘이 세지면 교감신경긴장체질

(태양인 및 소음인)이다. 부교감신경긴장체질(태음인, 소양인)은 천연
쪽염색마스크 썼을 때 오링의 힘이 약해진다. 천연황토염색마스크를
사용하는 경우 위와 정반대의 결과가 나온다. 교감신경긴장체질은 오
링이 약해지고, 부교감신경긴장체질은 오링이 세진다.

자율신경 타입을 구분하기 위한 오링테스트

	교감신경긴장체질	부교감신경긴장체질
	태음인, 소음인	태음인, 소양인
천연쪽염색면마스크	오링이 세짐	오링이 약해짐
천연황토염색면마스크	오링이 약해짐	오링이 세짐

자율신경 타입에 따른 섭생표

	교감신경긴장체질	부교감신경긴장체질
	태음인, 소음인	태음인, 소양인
천연쪽염색면으로 만든 제품	유익하다	해롭다
천연황토염색면으로 만든 제품	해롭다	유익하다
원적외선치료기	해롭다	유익하다
냉수샤워	유익하다 (소양인은 보통)	해롭다
사우나	해롭다	유익하다 (토음체질은 보통)
산성수	유익하다	해롭다
알칼리수	해롭다	유익하다
커피	해롭다	유익하다 (하루 한두 잔)

5) 체질 사이의 상호작용

  앞에서 설명한 바처럼, 개인의 고유 음양오행은 주변 음식이나 물
질이 가하는 음양오행의 영향을 받는다. 특히 사람과 사람 사이에 작
용하는 음양오행의 상호작용은 건강을 좌우하는 가장 강력한 요소 중
하나이다. 직장과 같이 많은 사람들이 근무하는 환경에서는 서로 체
질이 다른 사람이 섞여 있기 때문에 완충이 작용하여 문제가 되지 않
는다.

  그러나 가정에서는 좁은 공간에서 같은 가재도구를 사용하고 음식

물을 같이 먹기 때문에 손, 발, 호흡, 체액 등을 통해 발산되고 묻어나는 음양오행의 기운이 강력하게 작용한다. 체질이 서로 달라 상호 완충이 작용하는 경우는 오히려 건강에 큰 도움이 되지만, 그러나 체질이 같거나 유사한 경우 음양오행의 강약이 중복되어 한쪽으로 치우치기 때문에 건강에 막대한 해를 끼친다.

즉 가족의 체질이 서로 반대면 8체질침법보다 더 강력한 치료의 기운이 작용하고, 서로 같은 체질끼리 살면 잘못된 8체질침법을 가하여 부작용이 나는 것처럼 건강에 막대한 해를 끼치는데, 단기간이라면 몸이 버티지만 이런 상태가 장기간 지속될 때는 결국 병이 나게 된다.

주변에 부부 둘 다 80세가 넘어 건강하게 사는 경우 서로 반대체질이라 보면 틀림없다. 그만큼 체질은 가족 상호간의 건강에 강력하게 작용한다.

아래 표는 서로 정반대체질인 태양인 금양체질과 태음인 목양체질의 장부 강약 서열을 표시했다. 이는 다음 페이지 [상호작용 전] 밑의 그림에서도 표현되었다.

체질	오장육부의 강약 서열				
태양인 금양체질	폐·대장 金 >	비·위 土 >	심·소장 火 >	신·방광 水 >	간·담 木
태음인 목양체질	간·담 木 >	신·방광 水 >	심·소장 火 >	비·위 土 >	폐·대장 金

아래 그림에서 [상호작용 전]과 [상호작용 후]로 나누어 서로 정반대체질 사이에서는 일어나는 상호작용을 그래프로 표현했다. 즉 체질이 정반대인 사람 사이에 상호작용이 일어나면 두 사람 모두 그래프의 기울기가 검정색에서 빨강색으로 완만해진다. 이는 면역력이 높아져 건강이 호전됨을 의미한다.

상호작용 전

음양 역학관계:
태양인금양체질

음양 역학관계:
태음인목양체질

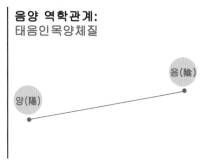

상호작용 후

음양 역학관계:
태양인금양체질

음양 역학관계:
태음인목양체질

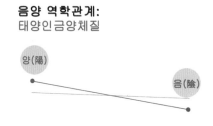
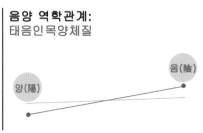

상호작용 전

오장육부의 강약 서열
태양인 금양체질

오장육부의 강약 서열
태음인 목양체질

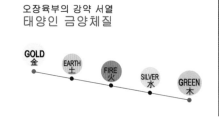
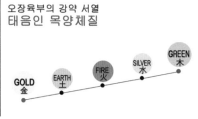

상호작용 후

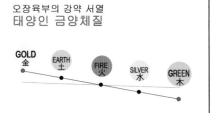

오장육부의 강약 서열
태양인 금양체질

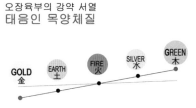

오장육부의 강약 서열
태음인 목양체질

체질 사이의 상호작용 대표사례

	음양	오행					자율신경타입
		목(木)	화(火)	토(土)	금(金)	수(水)	
수음체질	음	강함	보통	약함	약함	강함	교감신경긴장체질
목양체질	음	강함	보통	약함	약함	강함	부교감신경긴장체질
상추	음	강함					

그녀는 상추를 먹을 때마다 몸에 탈이 나서 상추를 먹지 못했고 친구들 놀림을 받기도 했다. 그녀는 수음체질이라 음(陰)적인 기운이 강하고 간이 강한 장기에 속한다. 이에 비해 비장/위장은 최약 장기라 위장의 연동운동이 약하다. 상추도 음적인 기운이 강하고 간을 보하기 때문에 상추를 먹는 경우 그녀의 기운은 더 음적으로 치우치고 간은 더 강해져서 음양오행의 균형이 한쪽으로 쏠린다. 더욱이 그녀는 위장의 연동운동이 약하기 때문에 소화력이 더욱 위축되어 몸이 버티지 못하고 상추를 먹으면 탈이 났던 것이다.

위의 표에서 보는 바처럼, 소음인 수음체질과 태음인 목양체질은 장부구조가 매우 유사하다. 따라서 상추는 목양체질에도 해롭다. 수음체질과 목양체질은 음적인 기운이 강하고 신장/방광에 해당하는 수(水) 기운이 매우 강하다. 돼지고기도 음적인 성질이고 수 기운을 보하기 때문에 이 체질인 사람이 돼지고기를 상추에 싸서 먹는 경우 탈이 나기 쉽다.

같은 체질끼리 결혼하는 경우는 최악이고, 체질이 비슷한 수음체질인 사람과 목양체질인 사람이 결혼을 하는 경우에도 음양오행의 기운이 한쪽으로 쏠리기 때문에 부부가 건강을 유지하기 힘들다.

	음양	오행					자율신경타입
		목(木)	화(火)	토(土)	금(金)	수(水)	
수음체질	음	강함	보통	약함	약함	강함	교감신경장체질
금양체질	양	약함	보통	강함	강함	약함	교감신경긴장체질
상추	음	강함					

그런데 그녀가 금양체질 남성과 결혼하고 나서부터 상추를 먹어도 더 이상 탈이 나지 않았다. 위의 표에서 나타난 바처럼, 수음체질과 금양체질은 장부구조 정반대이다. 즉 그녀는 음적이고 남편은 양(陽)적이라 상호보완적이다. 그녀는 금(金)과 토(土) 기운이 약하지만 남편은 금(金)과 토(土) 기운이 강해 보완적이다. 남편은 목(木)과 수(水) 기운이 약하지만 그녀가 목(木)과 수(水) 기운이 강해 보완적이다. 음양오행이 서로 완전히 보완적인 관계이기 때문에 그녀는 상추가 가하는 부담에도 생체기능이 떨어지지 않아 탈이 나지 않은 것이다.

이런 부부는 늘 최고의 건강을 누릴 수 있다. 8체질침보다 더 강력한 것이 사람 사이에 서로 보하는 음양오행의 기운이다. 침은 잠시 맞지만 부부의 음양오행 보완관계는 하루 종일 지속되기 때문이다.

이런 이유 때문에 부부의 체질이 같거나 유사하면 자녀들도 건강문제를 겪게 되고, 8체질 침법이나 섭생도 제한된 효과밖에 없다.

위의 표에서 글씨의 색깔이 같은 경우는 음양오행의 기운이 겹친다는 의미이니 서로 상충해서 해롭고, 파랑과 빨강으로 서로 반대 색깔인 경우는 서로 보완적이라 좋다는 의미다.

(4) 경락의 존재를 규명하기 위한 과학적 접근

현대의학은 제1순환계인 혈관의 프레임에서 발전해왔다. 제2순환계인 림프관은 그리스 시대부터 알려졌지만 머리에 림프관이 존재한다는 것조차 2015년 6월에서야 '네이처'에 발표됐을 만큼 미개척 영역이다.

제2순환계인 림프관은 면역기능을 담당하는 림프구가 함유된 림프액이 이동하는 생체 구조이다. 제1순환계에 기반한 현대의학의 한계를 극복하는 치료는 당연히 제2순관계의 면역 기능을 이용하는 의술에서 나올 수밖에 없다. 3년 전 국립암센터의 권병세 박사팀에서 의해서 림프계의 T세포를 이용해 암을 죽이는 식으로 치료하는 획기적 치료법이 개발되어 혈액암의 90%까지 완치하는 기적 같은 일이 일어났다. 아직도 독한 화학물질로 머리 빠져가며 암을 치료하고 있지만, 세계적인 첨단의 암치료의료기관에서는 이 같은 면역치료가 대세라 한다.

이렇게 제2순환계는 첨단의료가 가야 할 방향으로 걸음마를 시작하고 있는데, 제3순환계라는 새로운 생체영역이 거론되고 있다. 제2순환계가 후천성 면역을 관장하는데 비해, 제3순환계는 우리 몸에서 선천성 면역을 관장하는 기관일 것이라는 가설을 세우고 막 거론되는 것이다.

제1순환계(혈관) 및 제2순환계(림프관), 이 두 가지 순환계만으로는 우리 몸의 치유체계를 다 설명할 수 없고, 우리 몸이 스스로 치유하는 자연치유를 담당하는 기관이 있을 것인데 그것이 제3순환계(프리모관)일 거라고 본다. 그 3순환계는 한의학에서 말하는 기를 순환시키는 경락의 개념으로 가설을 세우고 서울대학교 차세대융합기술연구원의 소광섭 교수와 국립암센터의 권병세 박사가 연구를 주도하고 있다.

8체질침법은 이미 제3순환계에 속하는 12경락의 혈자리에 침을 가해 생체신호를 조절함으로써 제3순환계의 선천적 면역 기능을 작동시켜 간염의 치료는 기본이고, 불치의 암에서조차 기적 같은 자연치유를 하고 있다. 이해 비해, 현대의학은 지금까지 제1순환계 차원의 치료를 하고 있고, 이제 겨우 제2순환계를 알아가고 이를 치유에 응용하는 걸음마를 시작하고 있으며, 제3순환계는 겨우 그 존재 자체를 어렴풋이 확인하는 정도이다.

개인이 얼마만한 성과를 내느냐는 그 사람의 역량보다 어떤 프레임을 채택하느냐가 좌우한다. 5볼트 건전지 백만 개를 직렬로 연결하면 5백만 볼트지만, 병렬로 연결하면 여전히 5볼트에 불과하다. 프레임과 도그마에 갇힌 현대의학이 이와 같다. 무수한 미시적 데이터의 바다에 빠지면 아무리 지식이 많더라도 지식을 나열한 백과사전에 불과하니 생명에 대한 통찰과 지혜를 기대하기 어렵다.

현대의학이 5볼트라면 8체질은 직렬로 연결한 5백만 볼트다. 8체질이 생명의 빛이다.

제5장 8체질 감별법

[1] 8체질 감별: 문진으로 감별하기

(1) 8체질 초보자가 감별 정확도를 70%로 내는 법: 태양인 특성

내 책을 구입한 사람은 누구나 환영하고 감별을 해줬기 때문에 유명한 8체질 전문가에게 두루 감별을 받고 마지막 관문으로 나에게 찾아오는 경우가 많다. 나를 찾아온 사람들이 대부분 하는 말이 '가는 곳마다 체질이 다르게 나온다'는 것이다.

전문가도 이런데, 그럼 어떻게 초보자가 감별 정확도를 70%까지 나오게 할 수 있을까?

8체질은 태양인(금양, 금음)을 위한 의학이라 해도 과언이 아니다.

8체질은 자연의 섭리에 대한 영역이라 관념적이고 예리한 통찰력이 요구되는데, 이러한 경향에 잘 들어맞는 것이 태양인이다. 더욱이, 태양인은 간이 약한 체질이라 육고기, 기름기 많은 식품/튀김류, 밀가루/트랜스지방/화학감미료가 많이 첨가된 가공식품/과자류 등에 탈이 잘 나는 편인데 약의 부작용을 쉽게 겪기 때문에 자연스레 자연치유에 관심을 많아 8체질에 끌린다. 자연히 8체질에 관심을 갖는 사람은 대부분이 태양인이다.

건강에 가장 큰 영향을 미치는 것은 식생활이다. 과거 농경사회에서 곡식과 채식위주의 식생활을 영위하던 시절에는 태양인이 건강을 누렸지만 산업화사회가 되면서 바뀐 현대 식단이 안 맞아 심각한 건강문제로 병원을 찾는 사람은 대부분 태양인이다.

다시 말하자면, 태양인은 양약이나 한약에 부작용을 겪기 때문에 제도권 의학보다 대체의학을 통한 자연치유에 관심이 많다는 것, 그리고 현대 식단에 취약해 심각한 건강문제를 겪는 환자들이 대부분 태양이라는 점을 감안해보면 8체질에 관심을 갖는다면 무조건 태양인(금양체질, 금음체질)이라고 감별하면 70%는 맞을 것이다. 관건은 태양인을 금양과 금음으로 세분하는 것인데 아래에 그 방법을 제시했다.

이에 비해 태음인(목양, 목음), 소양인(토양, 토음), 소음인(수양, 수음)은 건강문제를 겪는 경우가 적고, 관심사가 태양인과 반대 방향으로 향하기 때문에 8체질에 그다지 관심이 없고, 또한 자연치유/대체의학보다 병원/한의원 같은 제도권 의료를 신뢰하고, 실제로 그들은 간이 약하지 않아 태양인에 비해 양약이나 한약의 부작용을 덜 겪고 효과를 부는 경우가 많다. 자연히 심각한 난치병이 아니라면 굳이 8체질의 자연치유에 관심을 가질 이유가 없다.

태양인은 쌀밥과 채식이 맞는 체질이다. 따라서 육고기(쇠고기, 돼지고기, 닭고기 등)를 본능적으로 싫어하는데 건강을 누리고 있다면 일단 태양인일 가능성이 높다. 반대로, 육고기를 즐기는데 건강문제를 겪고 있다면 태양인일 가능성이 높다.

쌀밥은 양질의 탄수화물 덩어리다. 이것이 대사를 거쳐 포도당이 되어 간에 어마어마한 기운을 준다. 간이 약한 태양인은 탄수화물이 많이 필요하기 때문에 태어난 순간부터 자연스레 탄수화물 분해효소인 아밀라제가 풍부하게 배출된다.

쌀밥이 달고 맛있게 느껴져 반찬 없이 쌀밥을 한 공기 비울 수 있다면 태양인이라 보면 된다. 건강한 태양인 금양체질은 위장이 강한데다 아말라제가 풍부하게 배출되어 쌀밥을 몇 그릇씩 비울 수 있다. 태양인 금음체질은 위장이 약한 장부라 그다지 과식을 안 하는 편이다. 위장과 대사가 강한 금양체질은 식사 중 물을 많이 마셔도 별 불편함을 느끼지 않는다. 이에 비해, 위장이 약하고 대사가 약한 편인 금음체질은 식사 중 물을 많이 마시면 장 기능이 떨어져 본능적으로 식사 중 물을 많이 마시지 않는다. 물론 금양체질이라도 장 기능이 약화된 상태라면 금음체질처럼 민감해질 수 있다.

이에 비해 간이 강한 태음인(목양, 목음)은 쌀밥을 많이 섭취하면 포도당 생성이 늘어나고 이 포도당이 강한 간을 더 극강하게 해서 생체 기능이 급격하게 저하되고 세포는 지방분해 능력이 감소되어 체중이 급격히 불어난다. 육고기나 반찬은 잔뜩 먹지만 아밀라제가 적게 나오니 밥은 그다지 많이 먹지 못한다. 이런 원리 때문에 태음인은 쌀을 원료로 하는 막걸리나 포도가 원료인 포도주/코냑을 먹으면 쉽게 취하고 숙취가 심하다. 그래서 태음인은 본능적으로 막걸리를 피하고 소주나 독주를 마시는 경향이 있다.

쌀밥은 대사를 거쳐 포도당으로 변환되어 완충의 과정이 있지만 포도당링겔은 바로 혈관으로 주입되기 때문에 효과가 즉각적이다. 이렇게 혈관에 유입된 포도당은 태양인에게는 약한 간을 보하기 때문에 생명을 부여하고, 간이 강한 태음인에게는 간을 더 극강하게 해서 생체기능이 급격히 저하되어 심정지까지 유발할 수 있다. 실제 경증의 가벼운 수술 중에 돌발적으로 사망하는 의료사고는 이 체질일 경우가 많다.

도올 김용옥의 아버지는 연대 의대를 나온 의사였는데, 은퇴후에 후배 의사에게 포도당주사를 맞다 숨이 멎었고 사망 판정을 받았다. 이 소식을 들은 권도원 박사가 태음인 목양체질이 포도당주사를 맞고 일어난 의료사고임을 알고 다행히 늦지 않게 침을 놔서 소생시켰다.

태양인은 근육이 발달하고 키가 클 거라는 고정관념을 버려야 한다. 간은 뼈대와 근육의 발달에 영향을 주기 때문에 오장육부에서 간이 가장 약한 장기인 태양인은 오히려 손목이 가늘고 운동을 해도 근육이 잘 생기지 않는 편이다. 폐가 가장 강한 장기이기 때문에 어깨가 넓은 체형이다.

1) 태양인 여부를 판단해볼 수 있는 가장 간편한 방법은 순금 장신구

- 금 장신구(순도가 높을수록 그리고 무게가 더 나갈수록 반응하는 세기가 커지기 때문에 더 정확하게 측정할 수 있다)로 오링 테스트를 해본다. 오링 테스트에 대해서는 이 장의 뒷부분에서 상세히 다루고 있다.

- 오링이 약해지면 다음의 체질 중 하나다: 금양체질, 금음체질, 토음체질, 수양체질. 이 체질의 특징은 오장육부에서 폐가 높은 서열이라 심폐기능이 강하다는 것이다. 금 장신구가 강한 폐를 보하니 더 강해져서 오장육부의 불균형이 폐 쪽으로 심화되어 근력이 약해지는 것이다.

  ① 태양인(금양체질, 금음체질)과 토음체질의 가장 큰 차이: 태양인은 온도를 낮춰서 샤워를 하면 컨디션이 좋아져 샤워 후 몸이 가볍고 상쾌하다. 수양체질도 냉수샤워가 좋다.

  ② 사우나나 온수욕을 오래하면 태양인 및 수양체질은 컨디션이 저하되어 피곤함을 느낀다. 금양체질의 경우 피부에 빨간 얼룩 등이 일시적으로 나타날 수 있다.

  ③ 태양인과 수양체질의 차이: 태양인은 현대 음식이 안 맞는 것이 많아 체하거나, 설사, 소화불량 등 장 트러블을 자주 겪는다. 속이 불편하면 머리도 아프게 마련이라 편두통이 잦다.

  수양체질은 오장육부의 특성상 좀체 설사를 하지 않는다.

  ④ 태양인과 수양체질의 차이는 성격에서 두드러진다. 태양인은 싫고 좋고의 자기 표현이 명확한 편이고, 대화에 시작되면 자기 주장을 적극적으로 피력하는 편이다. 수양체질에 비해 성격이 매우 강하다. 이에 비해 수양체질은 유순한 인상을 주며, 생각이 달라도 주기 생각을 들이밀지 않는 편이고, 대화를 주도적으로 이끌어가기보다 태양인의 주도적 말에 잘 응해주는 식으로 따라가는 편이다. 먼저 판을 벌이고 대화를 주도하는 태양인과 달리 편안하게 잘 응해주는 수양체질의 이런 점 때문에 어떤 조직에서도 튀지 않고 잘 녹아든다.

태양인은 자기 기준으로 상대를 통제하려는 주도성이 강한데 비해, 수양체질은 상대에 대해 무심하다 할 만큼 재량권을 부여하고 간섭하지 않는다. 따라서 수양체질은 상대와 충돌할 일이 별로 없다.

⑤ 어깨가 넓고 허리가 가는 역삼형 몸매라면 태양인, 수양체질일 가능성이 높다.

⑥ 토음체질은 드문 편이다.

2) 태양인에게 흔하게 나타나는 증상

- 태양인은 육고기, 기름기 많은 식품/튀김류, 밀가루/트랜스지방/화학감미료가 많이 첨가된 가공식품/과자류 등에 탈이 잘 나는 편이다.
  현대에 이런 음식이 넘치기 때문에 간이 약한 태양인은 장에 탈이 잘 나고, 이런 음식들로 소화불량이나 체하는 경우는 거의가 태양인이다.

- 장 건강이 나빠지면 가장 흔하게 나타나는 증세가 수족냉증이다. 이것이 태양인에게 수족냉증이 흔하게 나타나는 이유다.

- 태양인을 다른 체질과 구별할 수 있는 가장 큰 차이 중 하나는 매운 음식을 먹으면 장이 불편하고, 탈이 잘 난다는 것이다. 이에 비해 소음인은 맵게 먹으면 대사가 촉진되어 컨디션이 좋아진다. 태음인도 매운 것을 잘 먹고, 탈도 없다.

- 간은 근육과 뼈대를 형성하는데 큰 역할을 하기 때문에 간이 강한 태음인의 신체적 특징은 손목이 굵다는 것이다. 손목이 굵은 태양인도 있지만, 간이 약한 대다수 태양인은 손목이 가늘다. 태양인이 손목이 굵으면 태음인과 손목 굵기만으로 구별이 안 되는데, 태양인은 육고기를 먹으면 가스가 차고 냄새가 고약하다. 금양체질은 쇠고기에 장이 더 불편하고, 금음체질은 돼지고기에 장이 더 불편함을 느낀다.

- 소프라노/알토 같은 고음은 태양인, 테너/베이스 같은 저음은 태음인이 흔하다.

- 태양인은 온도를 낮춰 샤워를 하고 마무리를 찬물로 하는 경우 컨디션이 올라가 몸이 가볍고 상쾌함을 느낀다.

태음인은 사우나, 온수욕으로 모공이 열리고 땀을 충분히 빼면 컨디션이 올라가 몸이 가볍고 상쾌함을 느낀다.

반대로 소음인은 사우나, 온수욕으로 모공이 열리고 땀을 충분히 빼면 컨디션이 급격히 떨어진다. 수양체질은 이런 경향이 매우 심하고, 수음체질은 덜 민감한 편이다.

- 간이 약한 태양인은 순금이나 순은이 아닌 경우 금속알러지를 겪는 경우가 흔하다.

- 약을 써도 효과가 없고 해롭다. 양약에 대한 부작용이 많다. 항생제나 진통제, 호르몬제 등 대부분의 약물에 위장장애나 과민반응을 일으킨다. 마취제나 조영제에 쇼크를 일으키는 사람도 있다.

- 태양인의 가장 전형적인 건강이상은 다음의 여러 증세가 겹쳐서 자주 나타나는 경우다: 눈이 잘 충혈되고, 비염으로 코가 불편하고, 입술 및 입술 주변 트러블, 자주 소화에 문제를 일으키고 냉증이 심하다.
  간은 눈에 대응되기 때문에 간이 피곤하면 눈에 이상증세가 나타난다. 간이 약한 태양인에게 가장 빈번한 증상이 눈의 피로, 충혈, 결막염으로 눈이 간지러움 등이다. 청소년은 면역력이 쉽게 회복되기 때문에 육고기, 유제품만 끊어도 결막염, 눈염증이 쉽게 가라앉고, 여드름 등 피부문제까지 해결된다. 이것으로 부족하면 튀김류, 빵, 과자류, 가공식품 섭취도 제한한다. 극도로 간이 약한 경우는 나물무침 등 음식조리에 들어가는 식용유, 참기름/들기름까지 제한해야 한다.

- 술과 육고기가 나오는 회식이나 화학첨가물이 많이 들어가는 외식을 하면 탈이 잘 난다. 음식맛을 내기 위해 식당에서 MSG를 쓰는데 이로 인해 암모니아가 생성되고, 입이 짜져서 집에 돌아와 물을 많이 마시게 된다. 간의 해독기능이 약한 태양인체질에게 외식이 특히 해로운 이유다.

- 고등어를 먹으면 신물이 올라온다.

- 컨디션이 좋지 않을 때 입에서 심한 냄새가 난다.

- 간의 해독기능이 약해 몸에 축적되는 독소로 인해 면역력이 떨어져 자가면역질환이나 희귀병이 빈발한다.

- 우유, 요쿠르트를 마시고 설사하거나 배앓이, 속 메슥거림, 구역질이 있다.

- 태양인은 위산과다 분비형이다. 제 때에 밥을 먹지 않으면 위산이 분비되어 속이 쓰리다. 밤에 거침없이 술을 마시고 새벽에 속이 쓰려 잠이 깬다.

- 채식위주로 다이어트를 해서 건강도 좋아지고 살도 잘 뺐다면 태양인일 가능성이 높다. 채식위주 다이어트로 건강이 나빠지고 살도 빼지 못했다면 태양인이 아닐 가능성이 높다.

- 금속알러지: 14K나 그 이하 혹은 금이 포함되지 않는 합금으로 된 귀걸이, 목걸이를 착용하면 가렵거나 짓물린다.

- 흠칫 할 정도로 강한 정전기를 느낀다

- 학창시절 오래달리기나 군대 구보를 하면 앞선 편이었다. 태양인은 심폐기능이 좋아 학창시절 달리기, 축구 같은 종목에 강하다. 90분을 줄기차게 뛰어야 하는 축구선수는 태양인과 소음인 수양 체질로 구성되어 있다.

- 자녀가 다음과 같은 소아난치병이 있는 경우 가족이 모두 태양인일 가능성이 높다

  ① 금양체질 부부: 골수구성백혈병, 백혈구감소증, 재생불량성 빈혈

  ② 금음체질 부부: 근무력증,

- 뒷머리 아랫부분이 윗부분보다 나왔다. 뒷꼭지가 뛰어나왔다.

- 얼굴을 빼곤 건성이다. 강한 폐로 인해 수분이 지나치게 소모되어 전체적으로 건조하고 거칠다.

- 간이 다른 체질에 비해 작기 때문에, 간이 위치한 오른쪽 젖가슴(늑골과 가슴)은 위장과 비장이 위치한 왼쪽 젖가슴(늑골과 가슴)에 비해 조금 작아 보인다.

- 광대뼈가 뛰어 나온 경우가 많다.

- 키가 늘씬하고 팔다리가 미끈하게 잘 빠진 체형은 태양인일 확률이 높다. 특히 금양체질에 더 많은 편이다.

- 가난했던 산업화 이전에는 식생활이 친환경적이고 육고기나 가공식품이 없어 태양인에게 최적화된 환경이었지만, 이후 산업화로 경제수준이 높이지면서 육고기와 가공식품이 풍족해져 간의 해독기능이 약한 태양인은 체내 노폐물이 쌓이면서 건강에 적신호가 켜졌다. 난치병의 절대다수가 태양인이고, 특히 간의 대사가 약해 지방과 콜레스테롤이 들러붙어 심장병에 걸렸다 하면 거의가 태양인이다.

  금음체질은 위장이 약해 식탐이 적은 편이지만, 금양체질은 위장이 상위 서열의 장부라 식탐이 많다. 공장의 기계도 많이 가동하면 닳고 쓰레기가 많이 배출되는 것처럼, 먹성이 풍부해 식사량이 많은데 비해 간의 해독기능과 신장의 노폐물여과기능이 약한 금양체질은 과다 칼로리와 노폐물 증가로 당뇨에 걸리는 비율이 매우 좋다.

- 태음인은 간이 강해 막걸리(탄수화물이 주성분)를 마시면 포만감을 느끼고, 상위 서열인 간이 더욱 힘을 받아 장부불균형 심화로 숙취를 겪기 때문에 막걸리를 잘 마시지 않는다. 포도주, 과일주도 마찬가지 이유로 피한다. 태양인은 이와 반대다.

- 태음인 젓갈을 많이 넣어 곰삭은 김치는 아예 입도 대지 못하는 사람이 많고, 젓갈을 넣지 않은 배추김치를 좋아한다. 또 태음인은 생으로 먹는 샐러드는 절대로 많이 먹지 못한다. 태양인은 이와 반대이다. 태양인은 간이 약한 장부구조 때문에 탄수화물을 소화시키는 침 속의 아밀라제 효소가 잘 분비되어 막걸리를 즐기고, 김치에 밥 한 그릇이면 최고의 식사가 되는데, 소가 풀만 먹고 모든 것이 해결되는 것과 같다.

  여름철 채식동물인 소가 더위에 지쳐 식욕을 잃으면 강제로 입을 벌려 막걸리를 한 사발 먹이면 식욕을 찾는데, 마찬가지로 채식체질인 태양인이 힘든 노동에 막걸리를 마시면 다시 원기가 난다. 다만 요즘 막걸리는 아스타팜(단맛을 가진 인공감미료)을 첨가하기 때문에 간의 해독기능이 약한 태양인의 장에 부담을 줘서 두통을 유발할 수 있다.

- 육상, 축구, 수영 등 심폐기능을 극한으로 사용하는 종목의 선수는 금양체질, 금음체질, 수양체질이라 보면 된다. 격렬한 운동을 하면 금양체질은 땀이 많이 나는 편인데, 수양체질의 땀이 약간 나다 만다. 금양체질은 소변을 자주 보는데 비해, 금음체질 및 수

양체질은 그렇지 않다. 금음체질 및 수양체질의 수분 요구량이 적다는 것은 물도 적게 마신다는 것을 의미한다. 금음체질과 수양체질은 평소 갈증을 별로 느끼지 않고 수분 요구량도 크지 않다.

세 체질 중에서 금양체질이 가장 체력이 강하기 때문에 강력한 운동능력을 가진 사람은 금양체질일 가능성이 가장 높다.

3) 태양인의 성격적인 측면

① 간은 근육과 뼈대를 담당한다. 간이 약한 태양인은 손목이 가는 사람이 많다. 간이 약한 수양체질도 손목이 가는 사람이 많다. 차이는, 태양인은 신경질을 잘 내고 투지와 의욕이 넘치고, 소음인은 상대에 대한 수용성이 아주 높아 말을 잘 들어주고 관계가 원만하다. 태양인은 자존심이 강해 맘대로 성취를 못하면 쉽게 흥분하고 분노한다. 자신의 체질이 무엇일까 고민하며 소음인이라 여기는 사람들이 대부분 태양인으로 판별된다.

② 말이 빠르고 목소리를 높이는 사람이 많다.

③ 계속 중얼거리면서 말에 지치지 않는다. 하초에서 끌어올려 토해 내듯 폭발적인 말투를 가진 경우가 많다.

④ 대의명분이 서거나 결심이 서면 어떤 것도 가리지 않고 행하는 사람이 많다.

4) 태양인 금양체질 특성

아래는 태양인 금양체질에 나타나는 다양한 피부트러블 사례이다. 대처법은 위에 언급한 것과 동일함.

- 땀 흘리거나 씻고 난 후 상반신에 붉은색 무늬의 두드러기가 생깁니다. 간지럽다가 30분 정도 지나면 사라집니다.

- 어디서든 땀이 나면서 더워지면 얼굴에 홍조가 생깁니다.

- 목에 두드러기처럼 올라오고 간지러운데 이게 뭔가요?

해결책: 헤어드라이어로 머리를 말릴 때 따뜻한 바람을 사용했고, 잠시 사용을 멈출 때 목에 따뜻한 바람이 가게 두기를 반복해서 생긴 증상이었다. 이 체질은 머리를 말릴 때 시원한 바람을 사용하는 것이 좋다.

- 등에 여드름이 가득 났어요.

- 쇠고기, 우유, 콜라, 설탕, 밀가루를 먹으면 바로 설사합니다. 차라리 돼지고기는 괜찮아요. 물은 차가운 물을 마시는데, 따뜻한 물을 마시는 경우 따뜻함을 느끼기보다 몸이 더워요. 몸은 흰 편이고, 성격은 예민하고 말은 좀 직설적입니다. 키가 170cm으로 날씬한데 어깨가 넓어 여자옷은 상의가 S는 안 맞고, M은 딱 달라붙고, L은 딱 편합니다. 치마를 입으면 다리가 날씬해요.

- 먹는 약이 많아 건강이 더 나빠진 20대 남성입니다. 과거에 손발이 늘 축축하고 다한증과 수족냉증이 있었는데, 병을 고치려고 먹었던 약이 오히려 건강을 해쳐 지금은 손발이 바짝 말라 있으며 혀가 갈라지고 추위를 심하게 탑니다.

  저는 찬바람을 맞으면 코가 엄청나게 차가워지고 대신 비영으로 평소 막혀 있던 코가 시원하게 뚫려 좋습니다. 편도염이 거의 만성이라 유치원 때부터 감기에 걸렸다 하면 무조건 편도부터 아픕니다.

  어렸을 적부터 수족냉증이 있었지만 얼굴, 머리는 용암처럼 열감이 있습니다. 이런데도 냉수샤워를 하면 손발에 혈액순환이 촉진되는 것이 느껴질 정도로 좋습니다.

- 방광은 신장의 통제를 받기 때문에 신장이 약하면 소변을 자주 보게 된다. 신장이 약한 금양체질이 소변을 자주 보고, 아침에 일어나면 제일 먼저 소변을 보는 이유다. 그러나 나이를 먹음에 따라 신장 기능이 점차 떨어지기 때문에 체질에 상관없이 장년, 노년이 되면 젊었을 때에 비해 소변 빈도가 늘어나기는 한다.

- 아토피성 피부병, 다양한 알레르기/염증성 피부질환, 빈번한 코막힘으로 고생하는 체질이다. 전형적인 아토피성 피부염은 오직 금양체질에서만 나타나는 독특한 질병이다. 금양체질이 오랫동안 체질에 맞지 않는 음식을 먹으면 과민상태가 되어 이런 식의 반응이 나타난다.

① 갑자기 온몸에 두드러기가 나타났다 사라지기를 반복하면서 상당기간 몹시 가려운 때가 있다.

② 가끔 원인 모를 피부트러블을 겪는다.(대개 음식이 원인이다)

③ 피부묘기증(피부를 긁었을 때 가렵고 붉게 변하면서 부어오르는 증상)

- 히터를 얼굴에 직접 쏘이는 경우 가렵거나 빨갛게 두드러기가 올라오는 열 알레르기가 있다. 민감한 경우는 요리할 때 가스레인지/조리기구에서 뿜어져 나오는 열기에도 불편을 느끼는 사람도 있다. 태양인은 피부 모공을 닫아주는 것이 좋기 때문에 냉수로 몸을 씻는 것이 좋다.

- 금양체질은 폐가 강한데, 금은 폐를 더 강하게 하는 작용이 있어서 장기의 불균형을 초래해 병이 난다. 따라서 금 장신구를 착용하지 않는다. 건강했던 금양체질이 금니를 하고나서 어지러워 쓰러지거나 입마름병에 시달리는 등 부작용 사례가 많다.

- 화가는 대부분 금양체질로 보면 된다. 필자는 그 비율을 80% 이상으로 본다. 특히 온라인상에서 만화식 그림 고객 확보를 위해 활동하는 화가는 거의가 금양체질로 보는데, 이는 금양체질의 역동성, 적극성, 소통성 등의 성격적 경향성에 기인한다.

- 성격적인 측면: 가장 독창성이 뛰어난 체질이지만, 비현실적이고 비사교적인 면도 있다. 따라서 단독으로 활동하고 몰입이 가능한 분야에서 능력을 발휘할 수 있다.

5) 태양인 금음체질 특성

- 갑상선 문제, 구안와사는 거의가 태양인 금음체질에 나타난다. 금음체질은 장이 약한 특성상 편두통을 겪는 경우가 흔하다.

- 금음체질이 고기를 먹으면 파킨슨병, 치매 등과 같은 희귀병이 오게 된다.

- 대장이 짧은 목음체질과 달리 금음체질은 대장이 지나치게 길어 하복부가 불쾌하고 가스가 차기 쉽다.

- 금음체질은 비위가 약하기 때문에 생각이 많고 살이 잘 안 찌고

사지 냉증이 발생하기 쉽다.

- 일광욕과 땀을 많이 흘리는 것을 피한다.

- 심장이 튼튼하고 폐활량이 뛰어나 마라톤에 적합하다.

- 편두통은 주로 금음체질에 많은데, 금음체질이 간담이 허약하고, 비위도 허약하기 때문이다.

- 태양인과 소음인 사이에서 고민하는 사람은 대부분 태양인인 경우가 많은데, 특히 금음체질을 소음인 수양체질로 착각하는 경우가 많다. 수양체질 섭생을 하고 얼굴에 열이 오르면 태양인 금음체질일 가능성이 높다.

- 창의성이 뛰어나고, 세상을 통찰하는 직관력이 강하며(낌새를 느끼는 눈치가 가장 빠르다), 큰 야심과 통치력을 발휘한다.

- 화를 자주 내면 몸을 상하니 화를 잘 다스려야 한다.

6) 금양체질과 금음체질의 비교

- 오링테스트로 금양체질과 금음체질 구분하기

  ① 은을 한 손에 쥐고 오링테스트를 했을 때 반대편 손의 오링의 힘이 유지되거나 강해지면 금양체질이다. 오링이 약해지면 금음체질이다.

  ② 은 장신구는 신장에 해당하는 수(水) 기운을 보한다. 금양체질은 수 기운이 약한데 은으로 수 기운이 가해지니 오장육부의 불균형이 완화되어 오링의 힘이 세지는 것이다. 이에 비해, 금음체질은 수 기운이 강한데 은이 수 기운을 더 강하게 하니 장부의 불균형이 한쪽으로 더 치우쳐 오링의 힘이 약해지는 것이다.

  ③ 은 장신구 순도가 높을수록 그리고 무게가 더 나갈수록 반응하는 세기가 커지기 때문에 더 정확하게 측정할 수 있다.

- 금음체질은 식사 때 수분을 많이 섭취하면 소화력이 떨어져 물이나 국물을 자제하는 편이나 금양체질은 물을 충분히 마셔도 소화력이 떨어지지 않는다.

- 가장 열성이고 위장이 강한 금양체질은 금음체질에 비해 찬물을

잘 마시고 식탐이 더 강한 편이다. 그러나 금양체질이라도 건강이 좋지 않고 장이 약해진 경우 찬물이 불편한 경우도 있긴 하고, 식탐도 건강상태에 따라 약해지기도 한다.

- 금양체질은 간과 신장이 약한데 위장이 강장부라 먹성이 강해 대사과정에서 독소와 노폐물이 많이 발생하고, 이는 몸의 염증수치를 높이는 역할을 한다. 염증수치는 신체 전체에 영향을 미치는데 잇몸의 염증 증가는 치아를 약하게 한다. 금양체질에 이가 부실한 경우가 많은 이유다. 이에 비해 금양체질, 수양체질은 신장의 노폐물 여과기능이 강하고, 먹성이 약해 식사량이 적으니 자연히 염증수치도 높지 않아 상대적으로 치아가 온전한 편이다. 금양체질은 비염도 매우 흔한 편이다.

  금니는 태양인의 강한 폐를 더욱 강하게 보하기 때문에 금니를 하게 되면 건강을 크게 해친다. 치아가 부실하고, 금니가 있고 잠을 깊게 자지 못하는 사람은 태양인일 가능성이 높다.

- 금양체질은 양적 기운이 강해 양적인 홍삼을 섭취하면 부작용이 쉽게 나타난다. 그러나 금음체질은 덜 양적이라 홍삼을 먹으면 당장은 기운이 나지만 그러나 장복하여 체내에 기운이 축적되면 부작용이 뒤늦게 나타난다.

  금양체질처럼 열성체질인 토양체질, 토음체질도 홍삼/인삼의 부작용으로 겪기 쉽다. 오랜만에 만난 누나가 이전에 몸이 아팠다고 하길래 혹시 홍삼을 복용했냐 물었더니 며느리가 고급 홍삼을 선물해서 먹었다 한다.

- 금양체질은 신장이 약해 일찍 흰머리가 되는 편이다.

- 금양체질은 오른쪽에 비해 왼쪽의 대사가 약하기 때문에 뼈나 근육으로 인한 불편이 주로 왼쪽으로 문제가 오고, 금음체질은 오른쪽의 대사가 약하기 때문에 주로 오른쪽으로 문제가 온다.

7) 성격으로 본 금양체질과 금음체질의 비교

- 상담을 하다 보면 태양인은 분위기가 편안해지면 적극적으로 대화에 개입하고 자기 의견을 거침없이 피력하는 스타일이다. 이에 비해 소음인은 묻는 말에 대답하는 식으로 대화에 수동적으로 임하는 편이다.

- 내가 모 회사에 상무로 입사했을 때 사장이 한 직원을 다음과 같이 소개했다.

"이 분은 이경식 과장입니다. 이 과장이 맡은 프로젝트는 무조건 이익이 납니다."

그 회사는 스포츠 시설을 건설하는 회사인데 한 프로젝트를 진행하려면 수많은 하청업자들을 거느리고 일정을 조율하며 이끌어야 한다. 제 때에 자재가 공급되어야 하고, 제 때에 건설인력이 투입되어야 하는 등 참여 업체들이 일사분란하게 요구된 일정을 소화해야 한다. 이들 업체 중 한 곳이라도 제대로 일정을 맞추지 못하면 연쇄적으로 작업이 차질을 빚고, 이는 곧 공기의 지연과 그 만큼 비용의 증가를 초래한다.

이 과장은 하청업자들이 회사 프로젝트 일정을 이행하는 것을 지상 최고의 과제로 여기고 이에 지장을 초래하는 어떤 행위도 절대 용납을 안 한다. 하청업자들이 일정을 소화하지 못한 피치못할 사정이 생겨도 그것은 그들의 사정이지 내 알바가 아니니 무조건 회사가 요구한 바를 이행하기를 요구한다. 이런 철저한 집행력 덕분에 당연히 프로젝트는 차질없이 완료되고 회사도 목표한 이익을 실현하는 것이다.

이렇게 나를 중심으로 일을 도모하는 시각이 태양인 금음체질이다. 이런 자기중심적인 관점은 타인의 시각에서는 융통성 없이 규칙을 너무 지나치게 고수하는 경직성, 고집불통, 비타협적, 이기적으로 비춰질 수도 있다.

이 회사에는 서 과장이라는 사람도 있었는데, 그가 하는 프로젝트는 간혹 공사 일정이 지연되고 그로 인해 공기를 제 대 맞추지 못하는 경우가 발생했다. 사람은 누구나 사정이 생기기 마련이고 어떤 일이든지 피치못할 사연이 있는데 그 사람들 입장에서 생각하면 인간적으로 외면할 수 없고 그래서 사정을 헤아려줄 수밖에 없다. 이런 상황에서 냉정한 이 과장과 달리 서 과장은 마음이 독하지 못해 상대의 입장을 수용하다 보니 다른 일정에도 영향을 미쳐 프로젝트 일정에 차질이 나는 경우가 생겼다.

서 과장처럼 이렇게 상대의 입장을 헤아려보는 시각이 태양인 금양체질이다. 이런 역지사지의 관점은 세상을 따뜻하게 하기는 하지만 본인의 입장에서는 실속이 없이 몸과 마음만 번거로울 수 있다. 마당발로 남의 고충을 척척 해결해주는 사람은 이런 금양체질이 많다. 신부, 수녀에 금양체질이 많은 것도 이런 면과 관련이 된다. '무소유' 서적으로 널리 알려진 법정스님도 대표적인 금양체질이다.

SNS에서 열정적으로 사회정의를 부르짖으며 많은 사람들의 이목을 끌며 활동하는 사람은 태양인 금양체질일 가능성이 높다. 당사자 입장에서 볼 때 자기 인생에 크게 도움되지도 않을 일에 정의감과 대의 추구라는 명분으로 나서는 것이다. 자기 주변은 소홀하면서 남 사정 봐주느라 실속 없이 바쁜 유형이다.

- 금양체질은 주변 이슈에 적극적으로 관심을 피력하며 참여하는 성향이 강해 SNS 활동에 매우 적극적이다. SNS에서 많은 사람의 관심을 받으며 왕성히 활동하는 사람은 금양체질일 가능성이 높다.
- 이런 금양체질, 금음체질의 성격적 특성 구분은 일반적으로 그렇다는 것이라 이런 범주에서 벗어난 경우도 많다.

(2) 태음인(목양, 목음), 소양인(토양, 토음), 소음인(수양, 수음) 특성

1) 체질별 특성: 태음인(목양체질, 목음체질) 공통

- 다른 체질은 고기를 삼키려면 여러 번 씹어야 하지만, 태음인은 소화력이 좋아 대충 씹고도 삼킬 수 있다. 특히 고기를 좋아하는 태음인은, 단맛을 좋아해 사탕이나 아이스크림도 좋아한다.

- 태음인에게 배추김치를 먹여보면 절대로 많이 먹지 못한다. 특히 젓갈을 많이 넣어 곰삭은 김치는 아예 입에 대지도 못하는 태음인이 많고, 젓갈을 넣지 않은 배추김치를 좋아한다. 또 태음인은 생으로 먹는 샐러드는 절대로 많이 먹지 못한다.

- 태음인은 위산이 과다 분비되지 않는다. 식사 때 말고는 위산이 나오지 않는다. 자정이 넘도록 술을 들이 부어도 속쓰림이 전혀 없다. 위염이나 위궤양을 앓고 있어도 위산분비로 인한 속쓰림과 통증은 없다.

- 고기가 좋은 체질이라도, 문제는 항생제, 성장호르몬, 방부제 등의 오염 원에 사육, 가공,유통 중에 노출되는 문제점이 있으니 계란·콩 등을 통한 단백질이 대안이 될 수 있다.

- 키가 늘씬하고 팔다리가 미끈하게 잘 빠진 체형이라면 태음인일 확률이 매우 낮고, 태양인일 확률이 높다. 특히 금양체질에 더 많은 편이고, 글래머 스타일이 많다. 목체질도 키가 큰 사람은 많지만, 연약한 느낌이 드는 미끈한 체형이라기보다 탄력있는 근육이 잘 발달한 튼실한 체형을 보인다.

- 30대로 최고의 기량을 보이는 스타 야구선수은 뼈대와 근육이 두툼하고 옆으로 퍼진 체형인데 태음인의 특성이다.

- 덥거나 운동 좀 하면 시도 때도 없이 흘러서 지겹도록 귀찮을 만큼 잘 나던 땀이 병이 나거나 몸이 좋지 않은 기간이 길어지면 갑자기 땀이 나지 않게 된다. 하지만 몸이 건강해지면 언제 그랬냐 싶게 다시 땀이 송송 샘솟는다. 뜨거운 음식이나 매운 음식은 물론, 식은 밥만 먹어도 땀을 뻘뻘 흘린다.

- 태양인 금양체질의 경우도 식사 시 땀을 잘 흘린다는 점에서 목체질과 비슷한 것 같지만 그 양상이 좀 다르다. 금양체질은 매운

음식 먹을 때에 특히 땀을 많이 흘린다. 그런 다음 몸에 막 열이 나고 속이 불편해지며 화장실에 자꾸 가는 사람이 있다. 매운 것 먹으면 설사한다는 사람이 금양체질에 많다. "옆에서 다른 사람들이 매운탕 먹고 있는 것만 봐도 땀이 난다니까요!" 얼큰한 것을 좋아한 금양체질 환자가 하는 말이다. 하지만 맵지 않고 담백하게 먹으면 별로 땀을 흘리지 않는다. 빈도는 덜하지만 금음체질도 이런 점은 유사하다.

- 소음인(수양체질, 수음체질)은 땀이 거의 없다. 땀이 조금이라도 난다면 이는 상당한 몸의 이상을 의미한다. 태양인(금양체질, 금음체질)도 땀이 거의 없는 사람들이 종종 있다. 하지만 대개는 적당한 정도의 땀, 즉 운동하거나 더울 때 나는 그런 땀이 난다. 하지만 수양체질, 수음체질은 거의 한 방울도 땀이 나지 않는다. 수양체질이 건강하면 더운 여름에도 땀을 거의 흘리지 않으면서 잘 산다. 사실 수양체질은 여름보다 겨울이 더 유리한 체질이다. 추운 날씨 때문에 땀을 흘리지 않아 비/위의 양기가 보존되기 때문이다. 하지만 겨울엔 추위를 타는 것이 문제다. 그래서 역으로 땀만 흘리지 않는다면 여름이 수양체질에 좋다.

2) 체질별 특성: 태음인 목양체질

- 말을 내보내는 폐가 작아 노래도 못하고 다른 사람이 열 마디 하면 한 마디 할 만큼 본능적으로 과묵하다. 난상토론에도 가만 듣고만 있다가 맨 나중에 한 마디 할 뿐인데 그게 신중함으로 보이고, 건강하고 덕이 있어 보이는 뚱뚱한 몸매와 더불어 대중 이미지에서 빛을 발한다.

- 건강한 목양체질은 귀찮을 정도로 땀이 많으며, 건강하지 않을 때 땀이 없다. 건강을 유지하기 위해 땀이 날 정도의 신체활동이 좋다. 온수는 땀구멍을 열어주기 때문에 목양체질에는 온수욕이 좋다.

- 목양체질은 간이 강하기 때문에 간을 보하는 영양소인 포도당주사를 맞으면 간이 더 강해져 장기 불균형이 심화되어 건강을 해친다. 목양체질에 포도당을 많이 함유한 채식을 금하는 것도 이 때문이다. 위스기, 소주, 고량주는 질 마시는데, 막걸리, 포노주, 과일주에 약한 것도 당 때문이다.

- 목양체질은 폐가 약한데, 금은 폐를 강하게 하는 작용이 있어서

장기의 불균형을 완화하므로 금 장신구 착용이 건강에 도움이 된다. 목양체질이 금주사를 맞고 심한 류머티즘관절염이 치유된 사례도 있다.

- 체질 특성상 고혈압이 건강한 상태이다.

- 창의성이 적고, 주어진 환경에 수용적, 계획적이기 보다 투기적, 가혹하기 보다 남의 잘못을 쉽게 용서하는 편이다.

- 폐가 약해 말수가 적기 때문에 대화가 많거나 세밀한 계획과 계산이 요구되는 분야는 안 맞을 수도 있다.

- 폐가 약해 오래달리기를 힘들어한다.

3) 체질별 특성: 태음인 목음체질

- 위가 건강해 소장에서 음식의 영양분을 제대로 흡수하지만, 다른 체질에 비해 대장이 짧아 저장공간이 협소해 자주 화장실에 간다.

- 외향적이고 적극적이며 봉사심도 있다. 그러나 조급하고 예민한 감수성으로 인해 상대의 섭섭한 말에 감정을 다쳐 불면증에 시달리고 전신의 혈액순환이 되지 않아 다리가 무거워지면서 설사를 한다. 이러한 대인관계 능력을 고려해 서로 감정적으로 대립해야 하는 직업을 피해야 하며, 알코올 중독에 취약하니 술과 관련없는 직업이 바람직하다.

4) 체질별 특성: 소양인(토양체질, 토음체질) 공통

- 위장이 강하고 신장이 약한 소양인은 소화력이 왕성하데 비해 속이 덥기 때문에 차가운 음식이 맞고, 매운 음식의 부작용이 있는데, 매운 음식을 못 먹는 사람이 많다. 식탐이 있더라도 소화가 잘 되고 체하지 않으며 배탈이 없는 편이다.

- 소양인은 남의 입장을 배려하고 자신의 자존심을 덜 내세우는 편이다.

- 태음인은 집에 머무르는 것을 좋아하지만 소양인은 밖으로 돌기를 좋아한다.

5) 체질별 특성: 소양인 토양체질

- 육식과 체질이 모두 맞는 체질이라 가장 건강을 누리는 장수체질이다. 사람의 건강은 치아상태를 보면 잘 나타나는데 이 체질은 목양체질과 더불어 치아가 좋다.

- 폐활량이 약해 장거리달리기를 가장 힘들어한다.

- 백납환자 중 심한 중증은 대부분 토양체질이다.

- 외향적이고 쾌활하다.

6) 체질별 특성: 소양인 토음체질

- 오장육부에서 장기의 강약 서열이 금양체질과 유사하다. 금양체질처럼 간이 약해 약물에 취약한 편이다.

- 수만 명 중의 한 사람이 페니실린에 쇼크를 일으킨다는데, 그 체질이 토음체질이다.

- 토음체질은 드문 편이다.

7) 체질별 특성: 소음인(수양체질, 수음체질) 공통

- 매운 음식을 먹으면 속이 편하고 대사가 촉진되어 유익하다.

- 별로 갈증을 느끼지 않기 때문에 일부러 물을 챙겨먹지 않으면 하루 종일 물을 마시지 않고 지낸다. 일반적으로 권장되는 기준으로 물을 마시면 오히려 건강에 해로운데, 특히 수음체질은 물을 많이 마시면 건강에 심각한 해가 된다.

- 소음인은 사우나, 온욕이 굉장히 해롭다. 힘이 빠지거나 빈혈이 올 수 있으며, 피부가 건조해지거나 가려워질 수 있다. 비듬이 많아질 수도 있다.

- 참외, 보리밥, 녹차 같은 찬 성질의 음식에 대해서도 소음인은 속이 불편해진다. 특히 보리차는 속을 냉하게 하기 때문에 피하는 것이 좋다.

8) 체질별 특성: 소음인 수양체질

- 장부의 특성상 심하면 열흘까지도 화장실에 가지 않고도 탈이 없

다. 이러한 특성을 병으로 생각해 매일 변을 보려고 약물을 사용하거나 아침에 일어나 냉수나 찬 음료를 마시는 경우 건강을 해칠 수 있다.

- 좀체 설사는 하지 않는다.

- 식사량이 아주 적다. 특히 여성의 경우 평생 밥 한 공 비워 본 적이 없다 할 정도다.

- 땀을 많이 흘리면 안 되는 체질이라서 봄, 여름보다 가을, 겨울 더 건강하다. 햇빛에 오래 서 있으면 겨드랑이에서 땀이 나며 쓰러진다면 이 체질이다.

- 수양인은 태양인만큼은 아닐지라도 간이 약하다. 비장도 약해 생각이 많고 스트레스도 잘 받는 편인데, 태양인과 달리 발산을 하지 못하고 속으로 삼키는데 그것이 문제가 된다. 수양인은 위장장애와 관련된 질병이 많다.

- 아무리 누가 급하게 일을 재촉해도 일단 서류는 받더라도 자신의 일정을 따른다. 의심이 많은 편이며, 사무처리가 완벽하다. 토양체질이 벌인 일을 제대로 처리할 수 있는 타입이다.

- 돌다리도 두드려보고 건널 만큼 심사숙고하는 완벽주의자다.

9) 체질별 특성: 소음인 수음체질

- 수양체질처럼 수음체질도 식사량이 적다.

- 다른 체질의 보통량이 과식이 된다. 위를 작게 타고나서 폭식이나 과식을 거듭하면 위가 무력해지고 밑으로 쳐지는 위하수증이 대표적 특징이다.

- 이 체질은 식사 후에 곧 누워서 위가 아래로 늘어지는 것을 막아주는 것이 좋다. 이 체질은 과로해서는 안 되기 때문에 제때 식사를 할 수 있는 여건이 되어야 한다.

- 신배추김치를 싫어하며, 먹고 나면 속이 긁는 듯이 불편하다.

- 위장이 약하지만, 쓸개는 강하므로 육류와 지방을 소화시키는 담즙은 넉넉하다. 위장에서 탄수화물을 소화하기 위해 분비되는 아밀라제 효소량이 적어서 밥은 소화가 잘 안된다. 그러므로 쌀밥과 같은 탄수화물은 적게 먹고 고기를 더 먹으면 건강도 좋고

위장도 보호한다.

- 수영은 찬물이 땀구멍을 닫아 땀을 막아주고 위를 튼튼하게 해주기 때문에 건강에 좋다. 이런 체질이 감기에 걸렸을 때 목욕탕에 가서 땀을 빼고 나면 증세가 급격히 나빠지게 된다.

- 목양체질의 투기성적인 성향과 수양체질의 회의주의적 성향을 함께 지니고 있다.

- 성격은 조용하고 침착한 편이다.

(3) 금양체질과 토양체질의 차이

사상체질 기반으로 감별하는 한의원에서 소양인이라 판정받은 사람들의 경우 8체질 기반으로 감별하면 금양체질로 나오는 경우가 매우 흔하다.

소양인과 태양인 금양체질의 대표적 차이

심폐기능	금양체질은 심폐기능이 강해 지구력이 요구되는 오래달리기가 어렵지 않지만 그러나 토양체질은 오래달리기가 제일 어렵다.
냉수샤워	금양체질은 냉수로 샤워를 하면 몸이 가볍고 상쾌하고 몸에 온기가 돌지만, 토양체질은 목이 컬컬해지고 컨디션이 떨어지며 오래하면 몸이 상한다.
포도당링겔주사	금양체질은 포도당주사가 놀라운 컨디션 회복 효과가 있다. 심한 독감에도 포도당주사를 맞고 나면 눈에 띄게 컨디션이 좋아진다. 토양체질은 부작용은 없지만 그다지 큰 효과는 기대할 수 없다.
육고기, 우유, 요쿠르트	금양체질은 육고기를 먹을 경우 컨디션이 떨어지고 고약한 가스가 나온다. 장이 약한 사람은 체하기도 한다. 요쿠르트도 한두 번은 반짝 효과가 있는 듯 하지만 별로 효과가 없다.
	토양체질은 돼지고기나 쇠고기를 먹으면 힘이 솟는다. 한의학적으로 돼지고기는 냉한 식품이고 신/방광에 기운을 주기 때문에 속이 열성이고 신/방광이 약한 토양체질에 특히 보약이다.
채식	금양체질은 채식을 하면 건강이 좋아지지만, 토양체질은 채식만 오래 하면 기력이 없고 피로가 심해질 수 있다.
손목	금양체질은 손목이 매우 가는 사람이 많지만, 그러나 토양체질은 손목이 가는 사람이 거의 없다.
눈	눈은 간에 대응되기 때문에 간이 받는 부담에 따라 금양체질은 눈이 충혈되거니 불편힘을 느낄 수 있는데 비해, 간이 강한 소양인은 그런 경우가 드물다.
목소리	금양체질은 심폐기능이 좋아 목소리가 크고, 관심가는 얘기나 강하게 주장할 때 목소리가 커진다. 특히 마음 편한 가족이나 친한 지인간에 그런 경향이 높다.

수면	수면은 건강에 가장 큰 영향을 미친다. 건강을 누리는 소양인은 베개에 머리만 올리면 쉽게 잠에 떨어진다는 사람이 많다. 이에 비해 상대적으로 건강에 취약한 금양체질은 쉽게 잠을 이루지 못하거나 수면이 옅은 경우가 많다.
치아	금양체질은 대체적으로 치아가 부실하고, 금니를 한 경우 건강이 좋지 않다. 소양인은 치아 상태가 양호하고 금니를 해도 건강에 해가 없다. 식욕은 두 체질 모두 강한 상태를 유지하지만 금양체질은 가끔 체하는 식으로 소화 장애를 느끼기도 한다. 토양체질은 소고기, 돼지고기를 먹었을 때 확실히 컨디션이 좋아지는데, 금양체질은 플라시보효과 때문에 잠시 좋게 느껴지지만 다음날 상태까지 살펴보면 배변이 나빠지고 컨디션이 떨어진다.
공통점	- 신장이 약해 소변이 잦은 편이다. - 신장이 약해 일찍 흰머리가 나는 편이다. - 위장이 강해 식욕, 소화력이 강하고 살이 잘 찐다. - 녹용, 홍삼, 사과, 현미가 건강에 해롭다.
기타	위에 언급한 금양체질의 건강 취약점에도 불구하고, 체질이 정반대인 목양체질이나 수음체질이 배우자인 경우 서로 상생의 기운이 작용해 건강상 큰 문제를 겪지 않는다.

(4) 태양인과 소음인의 차이

사상체질 기반으로 체질을 감별하는 한의원에서 소음인으로 감별받은 사람들은 자신이 태양인일 수 있다고 생각해봐야 한다. 소음인은 태양인에 비해 현대음식이 잘 맞는 편이라 별로 건강문제를 겪지 않는 편인데 비해 태양인은 현대음식이 안 맞는 편이라 냉증이나 장 트러블을 겪는 경우가 많다. 이렇게 소화기 질환을 겪는 태양인이 쉽게 소음인으로 간주되곤 한다.

사례: "몸이 차갑고, 기관지염에 감기를 달고 살고, 추위도 타고 마르고 하체가 굵어 짧은 옷을 못 입고 살아요. 태양인에게 좋다는 메밀차를 마셔도 속이 냉해 쓰려요. 소음인줄 알고 살았는데 얼마 전 태양인 금음체질로 감별받았어요."

같은 양(陽)적인 체질이라도 금양체질에 비해 금음체질은 덜 양적이라 메밀차처럼 음(陰)적 성질이 너무 강하면 부담스러울 수도 있다. 금음체질은 메밀차를 적당량 마시면 매우 좋지만, 소음인은 훨씬 음적이라 적은 양으로도 즉각적으로 불편을 크게 느낄 수 있다.

태양인은 간이 약해 뼈대가 가늘고 운동을 해도 근육이 잘 생기지 않고, 소음인은 비장/위장이 약해 뼈대가 가늘고 근육이 없다. 그러나 태양인, 소음인이라도 뼈대가 굵은 사람들이 일부 있기는 하다. 이에 비해 태음인은 간이 강해 뼈가 굵고, 운동을 하면 쉽게 근육이 만들어지고, 소양인은 비장/위장이 강해 두툼하게 살이 찌는 사람이 많다.

태양인은 간이 약하고 담즙 분비가 적어 식용유로 처리한 음식, 튀김류, 고기 등에 대해 탈이 쉽게 나고 잘 체한다. 소음인은 이런 문제를 잘 겪지 않는다.

가장 두드러진 차이는 성격이다. 태양인은 자기 주장이 매우 확고한데 비해 소음인은 수용적이고 온순한 느낌을 준다. 따라서 태양인은 남의 간섭 받기를 싫어하고 자기방식으로 주도적으로 일을 꼼꼼하게 처리하고 재량권을 폭넓게 활용하는데 비해, 소음인은 지시받는 범위 내에서 꼼꼼하게 처리한다.

야심차고 의욕이 앞서는 태양인은 건강 문제를 해결하려고 적극적으로 건강식품을 구입하고 치료에도 열성을 보인다. 문제는 약이 태양인의 간에 해롭고 대부분의 건강식품이 해롭기 때문에 건강을 챙길수록 건강을 해칠 수 있다. 이런 맥락에서 건강문제로 허우적거리는 사람은 거의 태양인으로 봐도 큰 무리가 없다.

(5) 태양인과 태음인의 차이

태음인은 간이 강해 손목이 굵고, 운동을 하면 근육이 쉽게 생긴다. 간의 해독기능이 강하기 때문에 좀체 음식을 먹고 탈이 나거나 체하지 않는다. 대부분의 태양인은 손목이 굵지 않다. 태양인은 간이 약하고 담즙 분비가 적어 식용유로 처리한 음식, 튀김류, 고기 등에 대해 탈이 쉽게 나고 잘 체한다.

태음인은 야구선수 덩치를 떠오르면 된다. 태양인은 호리호리한 축구선수를 떠올리면 된다. 야구는 뼈대와 근육이고, 축구는 날렵한 움직임과 왕성한 심폐기능으로 대변된다.

태음인은 땀을 많이 흘릴수록 건강이 좋아지기 때문에 육체노동을 잘 견딘다. 이에 비해 태양인은 육체노동을 하면 살이 빠지고 호리호리하게 마른다.

느긋한 편인 태음인이 방치하거나 뚝심있게 버티는데 비해, 예리하고 의욕적인 태양인은 단번에 승부를 보려고 덤비는 경향이 있다. 사업을 할 때 순발력 있게 재빠르게 움직이며 변화를 추구하는 태양인에 비해, 진취성이 부족한 태음인은 한 템포 늦게 움직인다. 그래서 사업에서는 태양인이 길을 트지만 실리는 태음인이 챙기곤 한다.

[2] 8체질 감별 사례

(1) 땀 많은 체질 어떻게 해야 할까요

태음인(목양체질, 목음체질)은 땀이 많은 체질이지만, 태양인은 특별히 땀이 많이 나는 체질은 아니다. 아래 사례는 건강문제로 비정상적으로 땀이 많이 나는 태양인 금양체질에 대한 사례이다.

질문:

땀이 많이 나서 고민하는 여성입니다. 여름에 특히 심하지만, 여름이 아니어도 온도 차이가 있으면 마구 땀이 납니다.

햇빛에 나가 조그만 지나면 두피부터 얼굴까지 땀이 비오듯이 쏟아져요. 뜨거운 음식이나 매운 음식을 먹어도 땀이 걷잡을 수 없이 쏟아져요.

왜 그렇게 땀을 많이 흘리냐는 말을 들을 때마다 쪽팔리고 민망해요.

반식욕도 해보고 운동도 조금씩 해보지만 그대로입니다. 어찌해야 할까요?

답변:

정확한 체질을 알아야 대처할 수 있어요.

속이 민감해 체하거나 장이 불편한 경우가 가끔 있나요?

매운 것을 많이 먹으면 속이 불편한 편인가요?

질문:

　모두 해당됩니다.

답변:

　태양인 금양체질입니다. 면역력이 낮아 인체가 변화된 환경에 적응하는데 과부하가 걸려 땀이 쏟아지는 것입니다. 이 체질에 맞는 섭생을 하면 면역력이 증상이 개선될 것입니다.

　감식초를 시원한 물에 타서 꾸준히 마시세요. 면역력을 높여 체내 염증수치가 감소되면서 건강이 좋아집니다. 청정원 감식초가 가격이 싸고 품질도 괜찮습니다. 입에서 우물거리는 식으로 침으로 중화시킨다고 생각하고 마시세요.

　사우나, 뜨거운 물 샤워를 피하세요. 가능하면 온도를 낮추되 마무리라도 찬물로 하세요. 면역력을 높여줍니다. 기온이 낮아 찬물이 부담스러우면 대야에 따뜻한 물을 넣고 손으로 발을 잘 주물러주면 혈액순환이 촉진되어 훈훈해지는데, 이 때 미지근한 물이나 혹은 이 정도도 부담스러우면 약간 물의 온도를 높여 샤워기 물을 전신에 뿌리면서 다른 손 손바닥으로 전신을 문질러주세요. 이후 몸이 적응이 되면 찬물로 전환해서 샤워를 마무리하면 됩니다.

저자 코멘트:

- 태음인 목양체질은 건강한 상태이면 대사가 활발해 땀이 비오듯 쏟아지는 유형이다. 이에 비해 태양인 금양체질인 질문자는 몸에 열이 많은데 대사가 원활하지 않아 땀이 많이 난다.

　목양체질은 전신에 땀이 나는데 비해, 불편한 컨디션에서 금양체질은 두피와 얼굴처럼 상체에 치우쳐 땀이 난다.

　목양체질과 금양체질의 가장 큰 차이는 다음 질문에 있다:

　"속이 민감해 체하거나 장이 불편한 경우가 가끔 있나요?

매운 것을 많이 먹으면 속이 불편한 편인가요?"

금양체질은 간이 약해 해독기능이 약하고 담즙분비가 적어 육고기, 기름기 많은 식품, 화학감미료가 많이 들어간 음식이 안 맞아 장에 트러블을 느끼는 경우가 많다. 성격적으로도 아주 예민한 편이라 이런 상황을 자주 접하다 보니 자연스럽게 문제를 일으키는 음식에 관심을 갖게 된다.

목양체질은 음(陰)적인 체질이라 양(陽)적인 성질의 매운 음식이 대사를 촉진해 속에서 잘 받아들이지만, 금양체질은 양(陽)적인 체질이라 매운 음식이 양적인 성질을 더 솟구치게 해서 장에 불편함을 느낀다.

(2) 태양인 체질의 신체반응

사례 1(태양인)

질문: 평상시는 괜찮은데 몸을 씻고 나오면 발바닥이 미치도록 가려워요.

답변: 가능하면 물의 온도를 낮춰서 씻고 마무리는 반드시 찬물로 해보세요.

질문자: 헐~ 미쳤다! 찬물로 마무리했더니 안 간지러워요… ㄷㄷㄷ

사례 2(태양인)

질문: 제가 감기를 자주 걸리는데, 감기약을 먹으면 감기가 더 심해져요.

답변: 다른 체질과 달리, 태양인(금양체질, 금음체질)은 간의 해독기능이 약해 약의 독성을 잘 해독하지 못해 약 기운을 견디지 못하고 오히려 생체기능이 저하되어 증세가 악화됩니다.

열이 심하게 나는 것을 방치하면 몸에 무리가 가해질 수 있으니 블루펜시럽(어린이용) 등과 같은 약한 해열진통제 정도는 사용하더라도 그 이상의 약을 가능하면 피하세요. 약 대신 체질에 맞는 음식으로 영양을 충분히 공급하는 것이 회복에 도움이 됩니다.

포도당(dextrose)링겔주사를 맞는 것도 탁월한 회복효과가 있습니다. 다만 다른 영양성분이나 약물을 주입하지 않는 순수 포도당용액이어야 합니다.

사례 3 (태양인 금양체질)

질문:

사람 한 명 살린다 생각하시고 도와주세요.

볼 모낭염으로 1년째 고생 중입니다. 피부과, 한의원 여러 곳 찾아다니고, 화장품 바꿔보고, 약 먹고, 침과 한약 맞아봐도 전혀 효과가 없어요. 할 수 있는 건 다 해봤는데 이러니 고통스럽네요. 하루 종일 눈물밖에 안 나오고 도대체 뭐가 문제인지 모르겠어요.

저자 코멘트:

- 이 여성은 평소 감기, 장염도 자주 걸리고 비염도 있었다. 감식초를 물에 타서 꾸준히 마시고, 물 온도를 낮춰 샤워하고 마무리를 찬물로 하고, 8체질 섭생을 한지 6일째인데 얼굴에 염증 많이 가라앉았다. 8체질 섭생을 하기 전에는 이삼 일에 한 번 갔던 화장실을 이제는 매일 갈만큼 건강이 좋아졌다.

  태양인은 간의 해독기능이 약하고, 신장의 노폐물여과기능이 약해 체질에 해로운 식품을 즐기면 몸의 염증수치가 높아져 장부의 특성상 두드러기, 모낭염, 아토피와 같은 피부 트러블로 증상이 표출된다.

사례 4 (태양인 금양체질)

질문:

20대 중반 남성입니다. 상체로 열이 쏠려 얼굴이 화끈거리고 피부 트러블 등 총체적 난국입니다. 온도에 상관없이 가만히 있어도 등부터 얼굴까지 화끈거릴 때도 많습니다.

답변: 위의 사례처럼 샤워 물 온도를 낮추고, 마무리를 찬물로 하도록 조언했다.

질문:

오늘 샤워할 때 찬물로 마무리했는데 평소랑 달랐어요. 열도 안 오르고 얼굴도 말짱하고. 여태 태음인인줄 알았는데 이 방법이 저에게 맞는 거면 저는 태양인 금양체질이네요.

답변:

두피염의 경우 머리를 감고 나서 희석한 식초물(오뚜기 사과3배식초)로 헹구고 다시 찬물로 헹구면 증상완화에 도움이 됩니다. 사과식초는 질문자님 체질에 맞지 않으니 물에 타서 마시지 말고, 다만 요리 부재료로 소량 사용하는 정도로 섭취하는 것은 상관없습니다.

사례 5 (태양인 금양체질)

질문:

열이 많은 체질에 육고기는 다 좋아하고 잘 먹습니다. 해산물은 조개류, 갑각류는 잘 먹는데, 그 외 생선류는 별로 좋아하지 않습니다.

몸에 열감을 느끼는 경우는 많은데, 어떤 음식을 먹으면 몸에 열이 찬다고 느낄 때가 있습니다. 소주가 그렇고, 쇠고기를 먹고 나서는 힘이 듭니다. 오늘도 쇠고기를 먹었더니 속이 불편하고 몸에 열이 찬 느낌입니다.

혹시 이게 뭐 특별히 체질이란 게 있나요?

답변:

질문자님은 가장 양(陽)적인 체질이고 폐가 오장육부에서 상위 서열이라 이 기운을 더욱 강하게 하는 식품은 해로우니 반대 기운을 북돋는 식품을 섭취해야 합니다. 쇠고기는 양(陽)적이고 가장 폐를 보하는 식품이라 질문자님 체질에는 상극인 식품입니다. 더욱이 태양인(금양체질, 금음체질)은 간이 약해 담즙분비가 적기 때문에 음양오행을 떠나 육고기는 장에 상당한 부담을 가합니다.

같은 태양인이라도 금음체질은 덜 양적이라 쇠고기가 금양체질에 비해 덜 해롭습니다. 돼지고기는 음(陰)적이고 신장에 기운이 가는 식품이라 기름기를 잘 뺀 수육이라면 음양오행으로 봐서 양(陽)적이고 신장이 약한 금양체질에 크게 해가 되지는 않습니다. 그러나 덜 양(陽)적이고 신장이 강한 금음체질에는 돼지고기가 쇠고기보다 더 해롭습니다. 돼지고기를 먹으면 설사를 한다는 금음체질이 있습니다.

사례 6 (태양인 금양체질)

질문:

어렸을 때부터 차가운 우유는 괜찮은데 이상하게 따뜻한 우유를 마시면 설사를 해요. 왜 그럴까요?

답변:

질문자님은 소→쇠고기→우유→유제품/요쿠르트 이런 식으로 연결되는 식품이 안 맞습니다. 그러나 시원한 물이 맞는 체질이라 우유를 차게 마시면 다소 완충이 되어 탈이 나지 않는 것입니다.

금음체질도 소→쇠고기→우유→유제품/요쿠르트가 안 맞는데, 양(陽)적인 체질이기는 하지만 금양체질에 비해 덜 양(陽)적이라 금양체질만큼 찬 음료에 강하지는 않습니다.

[3] 8체질 감별법: 신체적 반응으로 측정하기

(1) 보이지 않는 생체에너지 측정하기

보이지 않는 생체에너지를 측정하는 방법으로 다음의 세 가지를 소개한다. 자세한 것은

다음의 페이지에서 별도로 다룬다.

a. 오링 테스트

b. 손목에 무거운 추를 매달아 측정하기

c. AK 테스트

측정시 참고사항

- 생체에너지에 영향을 줄 수 있는 시계, 금속장신구 등을 착용하지 않도록 한다.

- 어린이, 노약자처럼 피측정자의 힘이 약하면 중간에 매개체로 제3자를 두고 측정한다. 성인이라도 오링이 약하거나 불안정할 때는 이렇게 중간에 사람을 두어 기의 전달자로써 역할을 한다. 제법 오링이 강한 남성이라도 측정이 원활하지 않으면 중간에 안정적인 제3자를 두고 측정하면 측정의 정확도가 월등하게 향상된다. 제3자는 전깃줄처럼 기의 전달 통로 역할만 하기 때문에 측정에 어떤 영향도 주지 않는다. 아래 그림에 예시되어 있다.

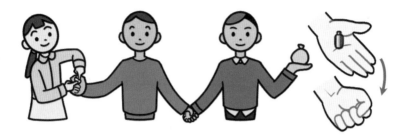

- 용어

a. 피측정자: 측정자가 오링을 측정하려는 대상이다.

b. 매개자: 측정자와 피측정자 사이에서 매개체 역할을 하는 사람이다.

c. 측정자: 피측정자의 오링의 세기를 측정하는 사람이다.

d. 측정보조물: 오링테스트할 때 가볍게 왼손에 쥐는 보조물질이다. 어떤 측정보조물을 쓰냐에 따라 오른손 오링의 세기가 달라진다. 측정보조물은 다음과 같은 세가지가 있다.

① 위의 그림처럼 측정보조물이 클 때는 손바닥 위에 올려놓는다. 반지처럼 크기가 작은 때는 손에 가볍게 쥐고 측정한다. 위의 그림에 예시했다.

② 왼손에 측정보조물을 쥐는 대신 해당 경락상에 약국에서 구할 수 있는 파스를 부착하고 오른손 오링의 세기를 측정한다. 이에 대해서는 아래에 별도로 설명했다.

③ Chapter 3에 보면 각 체질별 섭생표가 있다. 가장 유익한 식품과 가장 해로운 식품을 측정보조물로 사용할 수 있다. 왼손에 쥐는 대신 조그만 조각을 혓바닥 위에 올리고(입은 다물거나 벌리거나 상관없다) 오른손 오링의 세기를 측정하면 인체는 센서처럼 반응한다.

가령 생강이나 황칠엑기스를 혀에 머금거나 왼손에 쥐고 오른손 오링을 측정하면 음체질인 태음인이나 소음인은 빈손이었을 때보다 세진다. 양적인 체질인 태양인이나 소양인은 빈손이었을 때보다 세기가 약해진다.

- 금이나 은 같은 귀금속을 사용하는 경우 순도가 높을수록 그리고 무게가 더 나갈수록 반응하는 세기가 커지기 때문에 더 정확하게 측정할 수 있다.

1) 오링 테스트

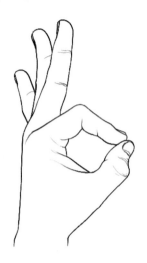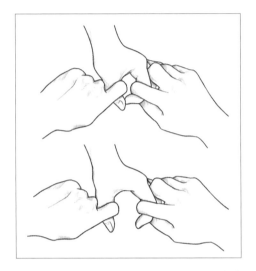

- 피측정자는 왼손이 빈 상태에서 오른손 엄지와 검지의 끝을 맞닿게 해서 동그랗게 하고, 측정자는 자신의 양손 검지를 피측정자의 오링 안에 넣고 벌린다. 벌리기 직전에 측정자는 "힘~"이라고 말해서 피측정자가 오링에 힘을 가해 버티도록 한다.

측정자의 힘이 피측정자의 버티는 힘에 비해 너무 강하면 쉽게 오링이 벌어져 측정이 어려우니 측정자는 새끼손가락을 넣어 측정한다.

피측정자의 버티는 힘이 너무 강한 경우, 피측정자는 엄지와 검지 대신 엄지와 중지를 맞닿게 해서 오링을 만든다. 그래도 강하면 엄지와 약지로 오링을 만든다.

왼손에 아무것도 쥐지 않는 상태에서 위와 같이 측정한다. 이어서 왼손에 측정 보조물(금, 은, 식품 등)을 쥐고 똑같은 방식으로 오링의 세기를 측정한다. 왼손이 비었을 때와 측정 보조물을 쥐었을 때의 오른손 오링의 힘의 세기를 비교한다.

- 아래 링크는 구글에서 검색한 오링에 대한 동영상이다:

https://vimeo.com/9454676

- 오링테스트 대신 핀치게이지(pinch gauge)로 측정을 대신할 수 있다. 아래 그림에서 왼쪽은 기계식이고, 오른쪽은 유압식이다.

  엄지와 검지로 핀치 게이지를 세게 움켜쥘 때 계기판에 나타나는 수치로 세기를 측정하는 것이다.

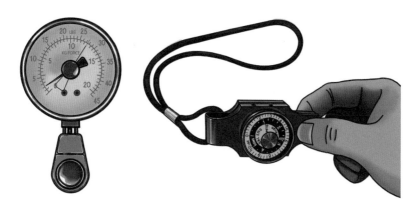

2) 손목에 무거운 추를 매달아 측정하기

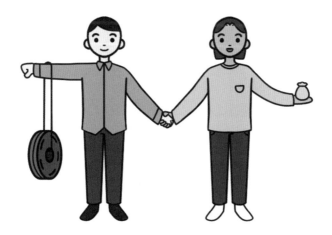

오링 데스트 대신 이 방시을 사용할 수 있다. 이는 서울대병워 해부학 교수였던 이명복 교수가 병원을 퇴직하고 의원을 운영하며 8체질을 감별할 때 사용했던 방식이다. 왼손이 비었을 때와 왼손에 측정보조물을 쥐었을 때 오른손에 느껴지는 무게를 비교한다.

3) AK 테스트

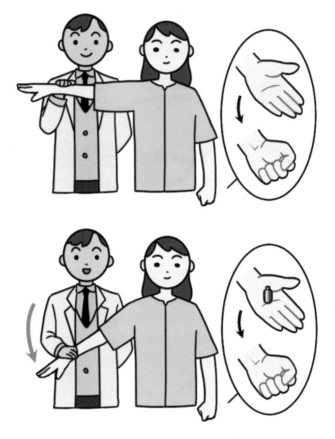

　　오링테스트 대신 사용할 수 있는 방법이다. 피측정자가 왼손이 빈
손일 때 오른팔을 수평으로 뻗고 측정자는 피측정자의 뻗는 손 윗부
분을 "힘~" 이라고 말하며 손바닥으로 누르면 피측정자는 버틴다.

　　어깨에서 가까운 지점을 누를수록 버티는 힘도 더 강하다. 측정자의
누르는 힘과 피측정자의 버티는 힘이 적당한 균형을 이루는 지점을
파악한다.

이어서 왼손에 측정보조물(금, 은, 식품 등)을 쥔 상태에서 버티는 힘을 측정한다. 누르는 지점은 빈손일 때 눌렀던 지점을 기준으로 한다.

빈손일 때와 측정보조물을 쥐었을 때 버티는 힘의 세기를 비교한다.

(2) 8체질 감별: 신체적 반응으로 측정하기

1) 접착식 파스를 이용한 체질감별

본 서적은 8체질의학의 대중화를 위해 일반인 누구나 쉽게 8체질 감별이 가능한 혁신적인 방법을 제시한다.

1단계			2단계			2단계 검증 (생략 가능)	
측정 보조물	파스 부착위치	오링이 세진다	측정 보조물	오링 테스트	체질	측정 보조물	오링 테스트
파스	간경 혹은 담경의 혈자리	태양인	은	강해짐	금양	패스포트 (스카치 위스키)	강해짐
				약해짐	금음		약해짐
	폐경 혹은 대장경의 혈자리	태음인	은	약해짐	목양		강해짐
				강해짐	목음		약해짐
	신경 혹은 방광경의 혈자리	소양인	금	약해짐	토양		강해짐
				강해짐	토음		약해짐
	비경 혹은 위경의 혈자리	소음인	금	약해짐	수양		강해짐
				강해짐	수음		약해짐

① 1단계

- 먼저 파스를 부착하지 않는 상태의 오링의 세기를 측정한다. 이어서 위 테이블에 설명한 바처럼 네 군데에 차례대로 파스를 부착하면서 오링의 세기를 측정한다. 어느 경락에 파스를 부착했을 때 오링이 가장 강해지는지를 보고 체질을 파악한다. 혹은 어느 경락에 파스를 부착했을 때 오링이 가장 약해지는지를 보고 체질을 파악한다.

    a. 간경 혹은 담경의 혈자리에 파스를 부착했을 때 오링이 가장 강해지면 태양인이다. 또는 폐경 혹은 대장경의 혈자리에 파스를 부착했을 때 오링이 가장 약해지면 태양인이다.

b. 폐경 혹은 대장경의 혈자리에 파스를 부착했을 때 오링이 가장 강해지면 태음인이다. 또는 간경 혹은 담경의 혈자리에 파스를 부착했을 때 오링이 가장 약해지면 태음인이다.

c. 신경 혹은 방광경의 혈자리에 파스를 부착했을 때 오링이 가장 강해지면 소양인이다. 또는 비경 혹은 위경의 혈자리에 파스를 부착했을 때 오링이 가장 약해지면 소양인이다.

d. 비경 혹은 위경의 혈자리에 파스를 부착했을 때 오링이 가장 강해지면 소음인이다. 또는 신경 혹은 방광경의 혈자리에 파스를 부착했을 때 오링이 가장 약해지면 소음인이다.

- 위의 방법은 이론적으로 정확하지만, 그러나 8체질에 익숙하지 않는 초보자는 파스 부착 위치를 잡기가 애매할 수 있다. 따라서 아래 그림에서 파스를 부착해야 할 자리를 구체적으로 제시했다. 빨강색 직사각형이 파스를 부착할 위치이다. 해당 경락상에 있으면 되기 때문에 해당 경락 좌우로 벗어나지 않는 한 경락 진행 방향의 앞뒤로 다소 오차가 있어도 상관없다. 가령 태충(I5) 위로 붙여도 된다.

아래 제시된 네 곳에 차례로 파스를 부착하면서 오링의 세기를 측정한다. 가장 강한 지점을 찾거나 혹은 가장 약한 지점을 찾는 식으로 4가지 체질을 찾는다.

태양인과 태음인은 가장 강한 장기와 가장 약한 장기가 서로 정반대이다. 따라서 태양인에게 가장 강한 지점이 태음인에게는 가장 약한 지점이고, 반대로 태양인에게 가장 약한 지점이 태음인에게 가장 강한 지점이다.

소양인과 소음인은 가장 강한 장기와 가장 약한 장기가 서로 정반대이다. 따라서 소양인에게 가장 강한 지점이 소음인에게는 가장 약한 지점이고, 반대로 소양인에게 가장 약한 지점이 소음인에게 가장 강한 지점이다.

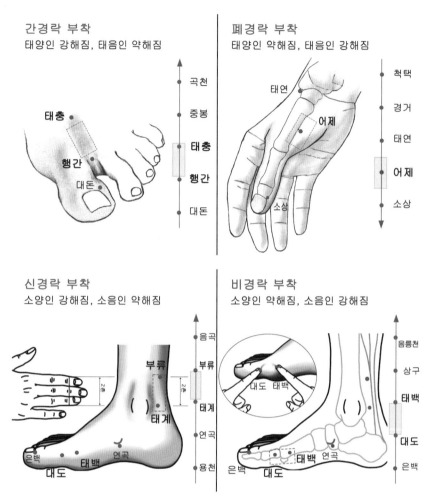

간경락 부착
태양인 강해짐, 태음인 약해짐

곡천
중봉
태충
행간
대돈

태충
행간
대돈

폐경락 부착
태양인 약해짐, 태음인 강해짐

태연
어제
소상

척택
경거
태연
어제
소상

신경락 부착
소양인 강해짐, 소음인 약해짐

부류
태계

음곡
부류
태계
연곡
용천

은백
태백
대도
연곡

비경락 부착
소양인 약해짐, 소음인 강해짐

대도 태백

음릉천
상구
태백
대도
은백

은백
대도
태백 연곡

- 약국에서 판매하는 접착식 파스를 사용한다. 면적이 큰 것은 정사각형 혹은 직사각형으로 적당한 크기로 잘라서 쓰고, 작은 크기라면 직사각형이든 원형이든 그대로 사용 가능하다.

보통 15~20mm의 폭에 25~30mm의 길이면 적당하다. 가령, 15mm x 25mm 혹은 20mm x 30mm 식으로 자른다.

- 앞서 설명한 바처럼, 피측정자가 너무 어리거나 연로해 오링에 힘을 줘서 버틸 수 없을 때는 피측정자와 측정자 사이에 제3자를 매개체로 둔다. 제3자는 오링 세기 측정에 아무런 영향을 미치지 않고 중간에 힘을 전달하는 매개체 역할만 하는 것이다. 이를 볼 때 사람 사이에 생체에너지가 전달된다는 것을 알 수 있

다.

만약 혼자라서 오링테스트를 할 수 없을 때는 아령 같은 무거운 물체를 오른손에 매달아 들어올릴 때 느껴지는 무게감의 차이로 해당 체질을 찾는다. 이 방식은 앞서 자세히 설명했다.

② **2단계**

- 먼저 왼손에 아무것도 쥐지 않는 상태에서 오른손 오링의 세기를 측정한다. 이어서 왼손에 은을 쥐고 오른손 오링의 세기를 빈손이었을 때와 비교한다. 이어서 왼손에 금을 쥐고 오른손 오링의 세기를 빈손이었을 때와 비교한다. 이 결과에 따라 위 표를 참고해 체질을 구분한다.

- 오링의 정확한 반응을 위해서는 금/은 장신구의 순도가 매우 높아야 한다. 순도가 높을수록 그리고 무게가 더 나갈수록 정확한 반응을 기대할 수 있다.

관련 혈자리 설명

위 '접착식 파스를 이용한 체질감별'에서 사용된 혈자리에 대한 설명이다.

a. 행간

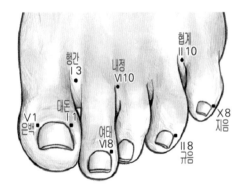

행간, 내정, 협계는 발가락 사이에 있다. 발가락 뼈가 서로 갈라지는 곳에 위치하지만 뼈를 살이 덮고 있기 때문에 살을 감안하면 가장자

리에서 약간 위쪽으로 위치한다.

b. 태충

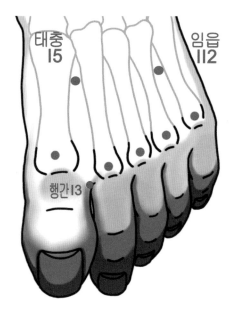

발가락을 손으로 잡고 밑으로 접으면 위 왼쪽 그림(각 발가락마다 파랑 점으로 표현됨)처럼 볼록한 마디가 돌출된다. 태충과 임읍은 이 마디 위쪽에 있다.

태충은 첫째와 둘째 발가락 뼈 사이에 있다. 그림에서처럼 첫째와 둘째 발가락의 뼈가 맞닿는 지점 바로 앞에 위치한다. 행간에서 1.5촌 위쪽에 위치한다.

c. 어제

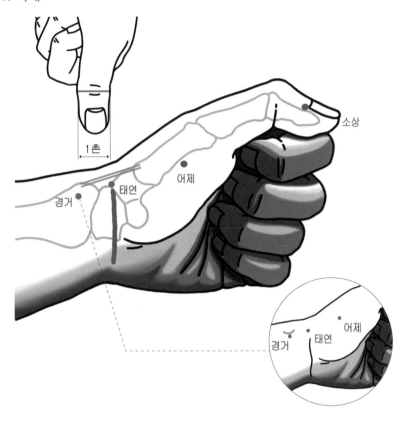

어제 위에 있는 뼈는 손가락 끝으로 더듬어보면 쉽게 만져진다. 어제는 이 뼈의 중간 부분 가장자리에 있다. 어제는 적백육제(발바닥과 발등의 경계면, 손바닥과 손등의 경계면을 적백육제라 함)에 위치한다.

d. 대도 및 태백

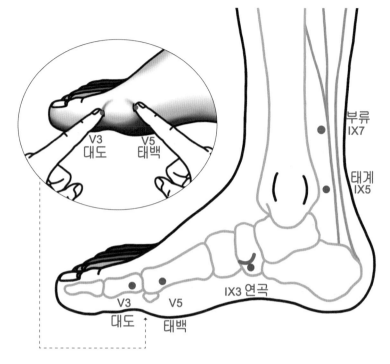

위 그림에 나타난 바처럼, 발 옆면(발등과 발바닥의 경계면)에 있는 이 볼록한 관절 부위를 가운데 두고 대도와 태백은 서로 마주보고 있다. 이 관절 부위를 향해 태백 방향으로 밀면 볼록한 관절부위뼈에 막히는 곳 바로 앞 지점이 대도이고, 반대편에서 대도 방향으로 밀면 막히는 곳이 태백이다.

대도는 엄지가 발 본체와 만나는 경계 지점에 있다. 대도와 태백은 모두 적백육제(발바닥과 발등의 경계면, 손바닥과 손등의 경계면을 적백육제라 함)에 위치한다.

e. 태계 및 부류

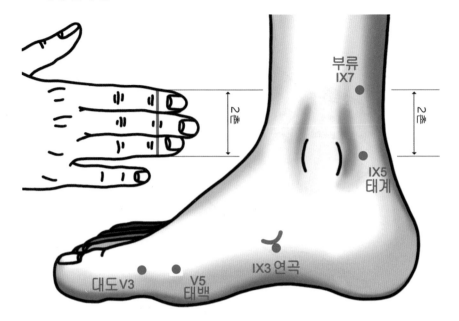

위 그림에서 세 손가락으로 측정한 바처럼, 부류는 태계에서 2촌 위에 위치하며, 아킬레스건 앞에 인접해있다.

태계는 내측 복숭아뼈와 아킬레스건 사이에 있다. 아킬레스건은 이 삽화 전에 나오는 삽화에 표시되어 있다.

위에 소개한 혈자리는 아래 링크에서 설명 동영상을 찾아볼 수 있다.

a. Address : www.kmcric.com/database/acupoint

b. 제공 기관명: 한의학융합연구정보센터(KMCRIC)

c. 이 사이트에서 제공하는 자침 방식(침을 놓는 방식)은 8체질의 자침방식과 완전히 다르다. 8체질침법은 같은 혈자리라도 전자침 혹은 금속침을 순방향 혹은 역방향으로 45도 정도 경사를 줘서 사하거나 보하는데 비해 다른 침법은 같은 혈자리에 사하고 보하는 구분을 하지 않는다. 따라서 이 사이트의 동영상은 8체질에 사용하는 혈자리 위치를 파악하는 용도로 참고한다.

d. 아래는 8체질에서 사용하는 혈자리를 이 사이트에서 찾는데
   도움이 되도록 정리한 표다.

1차 클릭	2차 클릭
족궐음간경(LR)	LR2 행간
족궐음간경(LR)	LR3 태충
족태음비경(SP)	SP2 대도
족태음비경(SP)	SP3 태백
수태음폐경(LU)	LU10 어제
족소음신경(KI)	KI3 태계
족소음신경(KI)	KI7 부류

2) 레이저침 혹은 키네시오 테이프를 이용한 감별결과 검증

이러한 방식의 감별법은 혈자리 및 침법에 대한 지식이 필요하기 때
문에 이 책에서는 다루지 않았습니다. 필자의 저서 「8체질 코리안 힐
링」에서 침법과 더불어 상세히 다루고 있습니다.

[4] 8체질 감별현황

(1) 8체질 감별 현황

권도원 박사가 최초로 정립한 8체질의학은 독창적인 침법이 있는데 체질이 다르면 침법 적용도 달라진다. 따라서 체질감별이 틀린 경우 8체질침법을 적용하면 부작용이 발생한다. 정확하게 감별하고 그 체질에 맞는 침법을 구사하는 한 절대 부작용은 일어나지 않으니 8체질침법은 세상에서 가장 안전한 침법이다.

침이란 같은 혈자리라도 체질이 다르면 부작용이 생기고, 같은 혈자리라도 침의 방향을 경락이 흐르는 방향으로 기울이냐 반대방향으로 기울이냐 여부에 따라 부작용이 생길 수 있다. 이런 구분을 하는 침법은 세상에서 8체질 침법이 유일하다. 8체질 침법 이외의 침법에서는 이런 구분을 하지 않기 때문에 운이 나쁘면 부작용이 생기는 것이다. 이런 연유 때문에 다른 침법에서는 사고가 무작위적으로 나타날 수 있고, 일각에서는 침법을 없애야 한다는 말까지 나온다.

세상에는 수많은 체질감별법이 있지만 그 감별이 맞는지 여부를 검증할 수 있는 침법이 있는 것은 8체질의학이 유일하다. 감별을 위하여 문진, 맥진, 시료를 사용한 오링테스트 등 여러 방법이 있고, 이런 식으로 감별된 결과는 반드시 침법으로 검증할 수 있어야 한다.

8체질이라는 간판을 걸고 감별을 하는 업체, 개인이 난립하지만 제대로 정확히 감별을 하는 곳은 손에 꼽을 만하다. 2021년 12월 내가 「8체질 코리안 힐링」을 출간하고 독자 한 분이 연락을 해왔다. 내 책의 침법 설명 중에서 한 곳의 오류를 알려줬다(이 부분은 관련 블로그에 공지하였음). 이 분은 8체질 침법을 깊이 있게 연구한 분으로 침법만으로는 나보다 나아 보였다. 이 분이 전국의 거의 모든 유명한 8체질감별전문가를 찾아가 감별을 해봤는데 그들 모두 자신을 다른 체질로 감별했는데, 유일하게 나만 그 분을 태양인 금음체질이라 감별했다. 내가 침법으로 감별 결과를 검증했고 그 결과를 확인한 그 분은 대한민국에서 내가 가장 정확하게 감별한다고 인정했다.

이렇게 전국에서 유명하다는 곳에서 감별을 받고 나에게 추가로 감별을 받겠다고 찾아오는 사람이 적지 않다. 그 때마다 이전 감별이 엉터리로 확인되는 경우가 많아 8체질감별 오류가 얼마나 심각한가를 거듭 느끼곤 한다.

사상체질 기반으로 감별하는 경우는 무조건 감별 오류로 봐도 무방하다. 감별이 의미가 있으려면 식생활에 적용했을 때 부작용이 없고 효과가 있어야 하는데 사상체질 기반으로 감별하는 경우 식생활에 적용했을 때 잘 맞지 않기 때문이다.

정통 권도원 8체질 기준으로 봤을 때, 이런 감별오류가 심한 곳 중의 하나가 「8체질나라 」라는 카페를 운영하고 유튜브 활동도 왕성히 하는 이상원씨다. 이 카페는 회원이 3만여명에 육박하고 그가 지은 책 「가장 쉬운 8체질 자가진단」은 8체질분야에서 가장 잘 팔리는 책이다.

이상원씨에게 감별받은 분 중 나에게 감별을 받겠다고 찾아온 분을 10명 이상 감별해봤는데, 특히 태양인 금양체질과 태양인 금음체질이 뒤바뀐 경우가 7명 이상이었다. 즉 8체질을 창안한 권도원 박사의 8체질침법으로 검증해보면 이상원씨의 감별은 태양인으로 한정해보면 대부분이 오류인 것이다.

물론 이상원씨는 권도원 8체질이 오류가 있어 자신이 이를 보완해서 감별하는 거라 주장한다. 우리 같은 보통 사람과는 감히 비교조차

할 수 없는 인류사 최고의 천재인 권도원 박사인데, '권도원 박사가 틀렸다'라는 이상원씨의 전제라면 필자는 할말이 없다.

8체질 감별 오류에 대해 이상원씨를 예로 들었지만, 이런 예는 전국적으로 유명하다는 다른 8체질전문한의원의 경우도 흔하다. 부산에서 가장 유명하다는 8체질전문한의원에서 감별을 받았다는 분을 최소 4명 정도 검증할 기회가 있었는데 내가 권도원 8체질로 검증해보니 감별결과가 정반대였다.

이렇게 정통 권도원 8체질 방식과 다르게 감별결과가 나오는 것을 볼 때 그들이 감별결과를 검증할 8체질침법을 몰라 생략하거나 혹은 정통 권도원 8체질침법을 적용하지 않고 변형된 방식의 침법을 적용하는 거라 추정된다.

(2) 왜 전문가들조차 8체질 감별 오류가 흔한가

8체질을 전문으로 하는 극소수의 한의원을 제외하고 다른 모든 한의원은 체질 기반의 의료를 행하지 않는다.

체질감별은 한의대 교과과정에 있지도 않다. 사상체질의 추상성 때문에 일반 한의사들은 체질 구분에 회의적이다. 음양 및 오행까지 구분해 8체질을 감별하는 8체질의학과 달리 그들은 음양을 구분하는 정도가 최선이라고 말한다. 그 결과 가는 곳마다 다른 감별결과가 나와 체질을 아는 게 오히려 혼란스럽고 부작용을 키우는 경우가 허다하다. 이런 실정이라 일반인들이 알고 있는 자신의 사상체질은 모두 오류라고 해도 과언이 아니다.

8체질의학이든 사상체질의학이든 체질의학의 본질이 무엇인가? 면역력을 높여 우리 인체가 스스로 건강을 회복하는 자연치유가 본질이다. 의료란 무엇인가? 의사가 의료서비스를 제공하고 그 댓가로 보수를 받는 것이다. 그렇다면 면역력을 높여 인체가 스스로 병을 치유하는 자연치유 기반의 8체질의학은 의료서비스 제공을 통해 영리를 추구하는 제도권 의학의 이해와 상충한다. 그러니 당연히 8체질의학은 제도권 의학에서 환영받을 수 없는 것이다.

과학이 발달한 오늘날에도 아직 우주의 신비는 극히 일부만 밝혀졌다. 인간은 우주의 축소판이다. 단연히 현대과학이 생명의 신비를 제대로 밝혀내지 못했다. 그러니 현대의학만으로 인간의 생명을 온전히 다스릴 수 없다. 이런 현대의학보다는 보이지 않는 음양오행의 기운을 기반으로 하는 8체질이 인간의 생명을 더 잘 다스릴 수 있다.

비의료인인 내가 건강을 다스리는 8체질 책을 썼다는 것은 인간의 생명이 작동하는 원리는 의료적 지식의 틀에 한정되기보다 자연의 섭리의 틀에 기반한다는 것이다. 그러니 자연의 섭리에 순응하는 방향으로 생각하면 건강의 답이 있다.

이런 면에서 볼 때, 8체질의학은 의료인과 비의료인의 경계를 무너뜨려 자연치유의 방식으로 비의료인이 의료인을 능가할 수 있게 했다. 8체질의 가장 큰 장점은 정확한 체질감별, 섭생법, 침법을 적용하면 초보자나 전문가나 똑같은 결과를 낳는다는 것이다. 음양오행 기반의 8체질은 간단명료하다. 진리는 간단명료하다.

제6장 8체질 섭생

(1) 대분류 4체질과 그 섭생

아래 표는 8체질을 다음과 같이 4가지 체질로 대분류한 것이다.

체질	섭생	
태양인	태양인은 채식체질이다. 뿌리채소보다 녹색잎채소가 맞다. 담즙분비가 적기 때문에 육고기, 기름기 많은 식품이 해롭다. 간의 해독기능이 약하기 때문에 약을 멀리해야 하고, 간에 기운을 주는 탄수화물 섭취를 충분히 한다. 포도당과 흰쌀밥은 이 체질에 필수 영양소를 공급해준다.	
	유익하다	포도당링거, 녹색잎채소, 바다생선, 대부분의 해산물, 조개류, 냉수샤워
	해롭다	금(장신구, 금니), 육고기, 민물고기, 우유, 인삼/홍삼, 고추가루, 녹용, 사우나
태음인	태음인은 육식체질이다. 잎채소보다 뿌리채소가 맞다. 지나친 탄수화물은 강한 간을 보하기 때문에 섭취를 줄인다. 설탕, 밀가루로 만든 빵이 유익한 식품이다. 다만 수입밀은 추수 및 제분과정의 문제 때문에 섭취량을 줄인다.	
	유익하다	금(장신구, 금니), 육고기, 민물고기, 우유, 고추가루, 녹용, 사우나
	해롭다	포도당링거, 바다생선, 조개류
소양인	소양인은 잡식체질이다. 이런 점이 건강에 유리하다.	
	유익하다	돼지고기
	해롭다	미역, 고추가루, 녹용
소음인	소음인은 잡식체질이다. 물을 지나치게 많이 마시는 것은 해롭다.	
	유익하다	닭고기, 양고기, 인삼/홍삼, 고추가루
	해롭다	돼지고기, 보리, 알로에

태양인인 금양체질과 금음체질은 최강 장기가 폐, 대장이고, 최약 장기는 간, 담으로 같다. 이런 특성 때문에 이 두 체질은 채식체질이고, 섭생표가 비슷한 점이 많다. 이 두 체질의 최강, 최약 장기가 동일하지만, 그러나 중간의 장기들은 강약 서열이 다르기 때문에 섭생표도 약간 차이가 있다.

태양인에서 금양체질과 금음체질 간의 이러한 유사성은 태음인(목양체질, 목음체질), 소양인(토양체질, 토음체질), 소음인(수양체질, 수음체질)에서도 나타난다.

태양인과 태음인은 최강 장기 및 최약 장기가 정반대이다. 태음인과 소음인은 최강장기 및

최약장기가 정반대이다. 장부의 구조가 정반대이면 섭생표도 정반대이다.

예를 들면, 돼지고기는 음양(陰陽)에서 음에 속하는 성질이고, 오행(木火土金水)에서 수에 속하는 식품이라 양에 속하고 수 기운이 약한 소양인(토양체질, 토음체질)에게 매우 유익한 식품이다. 즉 음양이 맞고, 수 기운이 약한 소양인에게 돼지고기가 수 기운을 보해주기

때문이다.

이와는 반대로, 소음인은 음에 속하고 수 기운이 강하기 때문에 돼지고기는 소음인의 음을 보해 더 음으로 치우치게 하고, 강한 수 기운을 더 강하게 해서 장부의 불균형이 심화되어 해로운 것이다. 그러나 돼지고기를 강한 양적 성질인 생강에 재워 요리하거나, 혹은 카레에 사용할 때 강황, 양파, 당근, 감자 등과 같은 반대 성질의 재료에 서로 섞여 음양오행이 완충되기 때문에 별 문제가 없다.

체질에 맞지 않더라도 젊거나 장년이라도 건강한 사람은 생체기능이 강력해 음식물의 처리능력이 강하기 때문에 단기간에는 큰 문제될 게 없다. 또한 골고루 먹게 되면 음식 서로 간에 완충이 작용하기 때문에 환자, 노약자가 아니라면 너무 지나치게 체질섭생에 얽매일 필요는 없다.

(2) 8체질 섭생 이해하기

모든 식품은 음양오행의 기운뿐 아니라 다양한 영양소 및 약성을 함유하고 있다. 이런 모든 요소 중에서 음양오행이 주인이고 영양소는 종이다. 음양오행에 맞춰 음식을 선택하면 각 체질별로 다르게 요구되는 영양소는 자연적으로 충족된다.

가장 상징적인 예를 들어보자. 보리에는 디아스타제라는 소화효소가 풍부하기 때문에 소화력이 가장 약한 수음체질에 가장 좋은 식품이 일 것 같지만 보리는 가장 냉한 음적인 식품이기 때문에 가장 음적인 체질의 수음체질은 위가 냉해져서 무력해지기 때문에 가장 해로운 식품이다. 즉, 영양소가 음양오행에 종속되는 예이다. 이에 비해 소화력이 가장 강한 토양체질은 보리가 위열을 꺼주기 때문에 혈당조절을 용이하는 등 이로운 식품이고, 미역은 위열을 상승시키는 역할을 하기 때문에 토양체질이 미역국을 먹으면 좋지 않다.

즉, 식품이 가지는 음양오행의 성질이 사람의 약장부에 기운을 주면 생체에너지를 높이니까 좋은 식품, 반대로 강장부에 기운을 주면 생체에너지를 저하시키니까 나쁜 식품으로 구분한다.

간이 약한 금양체질, 금음체질을 예로 들어보자. 이 체질은 간이 약하기 때문에 양질의 탄수화물을 충분히 섭취해야 대사를 거쳐 충분한 포도당을 얻을 수 있다. 포도당은 약한 간에 기운을 준다. 이러한 생리적 필요 때문에 이 체질은 침에서 탄수화물 분해 효소인 아밀라제가 풍부하게 배출되어 탄수화물 식품이 입에서 땅기고 소화도 쉽게 잘 시킨다.

기계나 로버트는 그것을 구성하는 부품을 교체하고 소모품을 보충해주면 작동을 유지할 수 있다. 그러나 생명체는 부품을 모아 전체를 완성하는 조립의 개념이 아니다. 다 자란 나무는 그 부피만큼의 현 구성물질을 공급받아 완성된 것이 아니고, 전혀 이질적인 바람, 햇빛,

물, 영양분을 공급받아 생명현상을 통해 거대한 나무로 성장한 것이다. 소는 그 만큼의 뼈와 살을 섭취해서 성장한 것이 아니고, 전혀 이질적인 풀과 물을 섭취하고 햇빛을 받아 생명현상을 통해 뼈와 살을 이룬다. 호랑이는 고기만 먹고도 소처럼 뼈와 살을

갖춘다.

사람의 생명현상도 이와 같다. 우리 몸을 구성하는 무슨 성분을 보충해주는 식이 아니라 그 체질에 필요한 음식을 섭취해 경이로운 생명현상을 통해 섭취한 것과 전혀 다른 몸으로 변환한다. 소처럼 채식 위주의 식생활이 필요한 태양인(금양체질, 금음체질), 호랑이처럼 육식과 뿌리식품 위주의 식생활이 필요한 태음인(목양체질, 목음체질) 식으로 구분이 필요하다. 현대의 영양학, 과학만으로 이런 생명현상을 풀어낼 수 없다.

건강검진을 통해 무슨 영양소가 부족하다 하면 그 영양소를 보충하기 위해 건강식품을 섭취한다. 그러나 특정 영양소 부족은 병의 원인이 아니라 결과이다. 구멍난 항아리에 아무리 물을 넣어도 새나간다. 물이 새지 않게 구멍을 막아야 하듯이 영양소 부족을 야기한 근본 원인을 제거해야 한다. 근본원인은 대부분 식생활과 관련된다. 8체질 섭생을 통해 장부불균형이 완화되고 면역력이 회복되면 영양소 결핍 문제는 저절로 해소된다. 외부에서 강제적으로 결핍 영양소를 주입하게 되면 간과 신장에 부담만 가중된다.

영양소는 식품을 통해 자연스럽게 섭취해야 한다. 예를 들면, 천연 칼슘제인 모싯잎은 우유의 48배이고, 톳은 15배의 칼슘을 함유한다. 천연 철분제인 톳은 우유의 550배의 철분을 함유한다. 새우젓, 함초, 소금에도 칼슘, 철분, 마그네슘, 타우린, 요오드 등의 미네랄이 많아 평소 짭잘하게 먹으면 걱정할 게 없다. 필자는 약사인 와이프가 세 아들에게 건강식품 먹인 것을 본 적이 없다. 건강전문가이니 영양보충

제의 장기적 효과가 오히려 부정적이라는 것을 알기 때문이다.

필자는 30대 때 푸르덴셜생명보험 가입을 위해 정밀피검사를 받았는데 검사결과가 나빠 생명보험 가입을 거절당했다. 그동안 어떤 약이나 건강식품도 섭취하지 않았지만 수십 년의 세월이 흐른 현재 8체질 섭생 덕분에 어떤 질병도 없이 건강을 누리고 있다.

왜 병이 나는가? 각 체질 고유 음양오행 상태를 무시하고 종의 위치에 있는 영양소를 주인 위치에 놓고 식품을 잘못 선택해 체질 고유의 음양오행의 상태가 와해되어 면역력이 약해졌기 때문이다. 음식으로 생긴 병이니 음식으로 바로 잡아줄 수 있다.

현대의학은 제1순환계인 혈관 기반이니 종인 아날로그 기반 치료다. 8체질은 제3순환계인 경락(=프리모관) 기반이니 주인인 음양오행 기반의 치료다. 면역력 약화로 인한 원인 모를 증상을 현대의학이 대처하지 못하는 이유다. 현대의학은 이제 막 제2순환계인 림프관을 이용한 면역치료법에 첫걸음을 시작했다. 수백 년이 흐르면 현대의학이 제3순환계 경락에

첫걸음을 시작할까?

8체질은 현대의학에게는 수백 년 후의 미래이니 평범한 사람도 8체질을 알면 현대의학의 천재/수재 전문가보다 우위에 있다. 마치 총을 가진 평범한 사람이 일당백의 옛 로마검투사를 이길 수 있는 것과 같다.

(3) 8체질 섭생의 원리

	음양	오행					자율신경타입
		목(木)	화(火)	토(土)	금(金)	수(水)	
금양체질	양	약함	보통	강함	강함	약함	교감신경긴장체질
목양체질	음	강함	보통	약함	약함	강함	부교감신경긴장체질
상추	음	강함					
포도당링거		매우강함					
순은 장신구					강함		
우슬(약재)					강함		
천연쪽염색							부교감신경긴장체질
돼지고기	음					강함	
인삼,홍삼	강한 양						
양념류(생강, 고추가루)	양						
쇠고기	양					매우 강함	
금니							
비타민A,D							
비타민B				매우 강함			
천연황토염색							교감신경긴장체질
커피							교감신경긴장체질

　사람의 체질과 마찬가지로 식품이나 물질도 음양오행의 기운을 가지고 있고, 어느 기운을 어느 정도 가지고 있냐가 제각기 다르기 때문에 사람의 체질에 따라 안 맞고 다르다. 위의 표에서 글씨의 색깔이 같은 경우는 음양오행의 기운이 겹친다는 의미이니 서로 상충해서 해롭고, 파랑과 빨강으로 서로 반대 색깔인 경우는 서로 보완적이라 좋다는 의미다.

　가령 위 표에 나타난 바처럼, 금양체질과 목양체질은 모든 것이 정반대의 색깔이다. 음양오행의 기운 및 자율신경타입조차 정반대다. 따라서 서로 강력하게 보완하는 상생의 관계라 서로 최고의 건강을 누릴 수 있다.

　목양체질과 쇠고기를 보면 장반대의 색깔이다. 음양이 보완적이고,

목양체질의 약한 폐/대장(금 기운)을 쇠고기가 강력하게 보하고, 더욱이 목양체질은 간이 강해 담즙분비가 넘치기 때문에 이를 충분히 소진해야 하는데 쇠고기가 이런 역할을 하니 쇠고기는 목양체질에게 가장 강력한 보양식이다. 따라서 목양체질은 쇠고기만 꾸준히 먹어도 어지간한 건강문제는 다 해결된다.

이에 비해 금양체질과 쇠고기는 빨강색이 겹친다. 음양이 겹치고, 금양체질의 강한 폐/대장 (금 기운)을 쇠고기가 더 강력하게 날뛰게 하고, 더욱이 금양체질은 간이 약해 담즙분비가 부족한데 쇠고기는 담즙분비를 쥐어짜니 간/담에 과부하가 걸린다. 따라서 쇠고기는 금양체질에게 가장 해로운 식품이다. 면역력이 떨어진 금양체질 노인들은 쇠고기의 이런 해로움 때문에 더 쉽게 쓰러진다.

예외적인 경우가 있다. 위의 표에서 보면 금양체질과 돼지고기는 색깔이 서로 정반대라서 음양오행의 측면에서는 아주 이상적인 상생관계이다. 음양이 서로 보완적이고, 돼지고기가 금양체질의 약한 신장/방광(수 기운)을 보한다. 따라서 간이 오장육부에서 약한 장기에 속한 금양체질이라도 간에서 생성되는 담즙분비가 과부족상태가 아니라면 기름기를 잘 제거하고 상추와 같은 충분한 야채와 곁들여 먹으면 건강상 큰 문제는 없다.

그러나 건강상태가 안 좋거나 나이가 들면 금양체질은 체질상 담즙분비가 줄기 때문에 돼지고기가 간/담에 큰 부담을 줌으로써 음양오행에서 얻는 이로움을 상쇄해버린다.

1) 체질에 안 맞는 식품은 절대 먹어서는 안 되는가
반대되는 음식 간의 상호작용을 통한 음양오행의 균형

모든 식품은 음양오행의 기운뿐 아니라 다양한 영양성분을 포함하고 있다. 인삼/홍삼도 마찬가지다. 인삼/홍삼은 양적인 성질이라 양적 기운이 강한 태양인 금양체질에는 안 맞지만 금양체질이 감당할 수 있는 정도의 소량을 다른 완충해주는 약재와 함께 단기간 사용하는 것은 인삼/홍삼의 영양성분 및 약성을 활용한다는 측면에서 긍정적이다. 그러나 섭취양이 많거나 혹은 섭취량이 적더라도 장기간 사용하면 금양체질의 양적 기운이 극강해져 장부의 불균형이 심화되어 좋지 않다. 금양체질 중에서도 양적 기운이 강한 사람은 한두 번의 인삼/홍삼 섭취로도 부작용을 겪는다.

즉 음식이든 약재이든 독이냐 약이냐는 섭취량에 달렸다. 알고 보면 약은 독이지만 소량으로 약의 역할을 하는 것이다.

아래 표는 체질에 안 맞는 식품이라도 체질에 잘 맞는 식품과 함께 섭취하면 상호간 완충이 작용해 몸에서 무난하게 받아들이는 사례를 소개한 것이다. 이렇게 음양오행이 서로 반대되는 성질을 함께 쓰는 것이 약재의 처방원리이기도 하다.

건강한 사람이라면 지나친 체질식품으로 편식하는 불편보다 골고루 잘 먹으면 음식 사이에 상호 완충이 작용하기 때문에 괜찮다. 그러나 허약한 건강 때문에 음식에 민감한 경우라면 체질에 맞게 섭생하는 것이 바람직하다.

아래 표는 반대되는 재료들 간의 상호작용을 통한 음양오행의 균형 사례들이다.

음식 재료들 사이의 궁합 사례

- 낙지 + 참기름 양념

① 음적인 성질인 낙지는 태양인 및 소양인 체질에 좋은 식품이다. 그러나 태음인 및 소음인에는 안 맞다.

② 낙지에 양적인 성질의 참기름과 고추가루를 넣은 양념을 곁들이면 음적인 기운의 태음인 및 소음인도 무난히 먹을 수 있다.

- 맥주 + 치킨

  ① 맥주의 주원료인 보리는 음적인 성질이다. 그래서 맥주도 음적인 성질이라 같은 음적인 기운이 우세한 태음인 및 소음인에게 안 맞다. 양적인 기운이 우세한 태양인 및 소양인에게는 맥주가 맞다.

  ② 닭고기는 양적인 성질이라 이를 튀긴 치킨은 음적인 성질의 맥주와 잘 맞는다. 이런 원리 때문에 맥주에는 안주로 치킨이 주로 쓰이고, 태음인이나 소음인도 무난하게 맥주를 마실 수 있다.

  양적인 성질의 닭은 같은 양적인 기운이 우세한 태양인 소양인에게 안 맞지만 음적인 성질의 맥주가 완충해주기 때문에 괜찮다. 다만 기름으로 튀긴 닭은 간의 담즙생성이 적은 태양인에게 부담스러울 수 있는데, 특히 나이가 들거나 몸이 아파 면역력이 떨어진 경우 몸의 처리능력도 떨어지기 때문에 문제가 될 수 있고, 젊고 건강한 경우라면 괜찮다.

  ③ 생선회는 음적인 성질이라 같은 음적인 성질의 맥주와 안 맞다. 소주는 양적인 성질이라 안주로 생선회가 좋다.

- 김치: 배추 + 양념

  한국의 대표적인 식품인 배추김치는 음양오행의 균형이 잘 어우러진 식품이다. 각종 식물 및 해산물이 섞여 생성된 김치유산균은 특히 태양인 및 소양인에게 최고의 건강식품이다.

  주원료인 배추는 음적인 성질이고 간/담에 해당하는 목(木) 기운의 야채라서 양적 기운이 우세하고 목 기운이 약한 태양인에게 맞다. 그러나 부재료로 양적인 성질의 생강, 마늘, 고추가루, 무우채, 당근, 양파 등과 같은 양념이 들어가서 음양오행의 균형을 맞춰주기 때문에 어느 체질이든 즐길 수 있다. 태음인, 소음인에게는 무우김치가 더 유익하다.

  생강은 그 유익한 영양 및 약성으로 치료식품으로도 널리 쓰인다. 그러나 양적 성질이 강하기 때문에 양적 기운이 아주 강한 금양체질이 차로 마시는 것은 해롭다. 저울에 아주 미세한 무게를 더하면 저울추가 움직이지 않고 평형을 유지한다. 마찬가지로 생강이 양적인 성질이라도 양을 적게 쓰고 다른 식품을 가미해 완충이 작용하면 금양체질이라도 생강을 유익하게 활용할 수 있다.

식품 간의 이런 음양오행 상호 완충의 원리를 잘 알면 체질식품만 편식해야 한다는 제약에서 벗어나 보다 폭넓게 식품을 활용할 수 있다.

- 하와이 원주민: 타로(taro: 주식), 생선(부식)

하와이는 바다 한 가운데 있어서 생선이 풍족하다. 그런데 생선은 하와이 원주민의 대부분을 차지하는 태음인에게는 안 맞다. 이런 환경에서 그들은 어떻게 오늘날까지 생존을 이어왔을까? 그들은 태음인에 아주 잘 맞는 타로라는 식품을 주식으로 삼아 생선의 성질을 완충했던 것이다. 타로를 주 원료로 하는 포이(poi)라는 하와이의 전통음식은 오늘날까지 이어져오는데 원주민 아이들의 음식으로 애용된다.

- 냉면(메밀국수)

메밀은 음적 성질이 매우 강한 식품이라 메밀을 원료로 한 냉면은 태음인 및 소음인에게 안 맞다. 메밀의 이런 강한 음적인 성질을 완충하기 위해 참기름, 생강, 양파, 고추가루, 쇠고기, 당근, 겨자 같은 재료가 쓰인다. 이런 부재료들은 태음인, 소음인에게 매우 유익하기 때문에 냉면의 강한 음적인 성질을 완충해준다. 태양인이라면 냉면에서 참기름, 고추가루, 쇠고기 등은 굳이 넣지 않아도 된다.

2) 영양은 일상의 음식을 통해 자연스럽게 섭취해야 한다

비타민C 혹은 비타민E 한 알은 7~8개의 멜론이나 혹은 1,670개의 아몬드에 해당하는 양의 해당 성분을 함유하고 있다. 따라서 비타민C 혹은 비타민E가 맞는 체질이라도 이런 양이라면 몸이 처리하려면 과부하가 걸릴 수밖에 없다.

비타민A, D는 폐를 보하기 때문에 폐가 최강 장기인 태양인(금양체질, 금음체질)에게 소량이라도 해로운데 거기다 농축된 양까지 막대하니 더욱 해롭다.

더욱이 일상의 음식속의 비타민과 합성조제한 비타민은 질적으로 다르다. 2012년에 Cochrane Library 과학저널에 발표된 한 연구에 의하면 비타민A, E 및 베타카로틴을 함유한 식이보충제가 사망률을 상당히 높인다.

건강보충제를 통해 영양소를 섭취하는 것보다 일상의 음식을 통해 자연스럽게 섭취하는 것이 바람직하다. 한 예를 들자면, 오메가-3는 생선의 기름을 추출해 캡슐로 만들어지는데 생선기름은 추출 후 공기에 노출되자마자 바로 산폐가 시작된다. 뉴질랜드에서 행해진 한 연구에 의하면 판매되는 오메가-3의 83%가 산폐된 것으로 밝혀졌다. 이렇게 산폐된 오메가-3는 염증과 심혈관에 문제를 야기시킨다.

동일한 음식이라도 체질에 따라 반응이 다르다는 점을 감안해볼 때 모든 사람에게 동일한 기준을 적용해 제시한 WHO의 권장량이라는 것은 의미가 없다. 각 체질마다 요구되는 비타민의 종류가 다르기 때문에 종합비타민제를 섭취하는 것은 바람직하지 않다. 아래는 종합비타민제 부작용 사례다.

사례1: 종합비타민제만 먹으면 설사해요

사례2: 종합비타민제를 먹으면 얼굴에 각질이 생기는 등 피부트러블을 겪어요

사례3: 종합비타민제를 먹고 두피까지 열이 치솟고 위경련이 왔어요

3) 음식이 돈이냐 약이냐는 섭취량에 달렸다

음식이 돈이냐 약이냐는 섭취량에 달렸다. 곡식, 과일, 야채, 육고기, 생선 혹은 무엇이든 모든 식품은 본질적으로 천연 화학물질이다. 따라서 체질에 맞는 식품이라도 필요량 이상 섭취하는 것은 좋지 않

다.

카페인 함유 커피를 예를 들면, 그것이 체질에 맞더라도 빈번히 마시기보다 필요할 때 마시는 약물로 받아들여야 한다. 섭생표에는 커피가 부교감신경긴장체질인 태음인 및 소양인에 맞는 것으로 표시되었지만 이 체질이라도 하루 한두 잔으로 제한하는 것이 좋다.

이러한 섭취량 제한은 커피뿐 아니라 녹차, 국화차, 생강차, 모과차, 대추차, 율무차, 인삼차/홍삼차 등과 같은 모든 차에 적용된다.

4) 체질섭생 상식

- 체질에 맞는 식품이라도 조리법에 따라 해로울 수 있다. 푸른잎 채소 태양인에게 맞더라도 참기름, 들기름, 식용유를 많이 사용한 경우 속이 불편할 수 있다.

  이에 반해, 체질에 안 맞는 식품이라도 조리법에 따라 섭취하기에 무난할 수도 있다. 가령 푸른잎채소는 태음인에 해롭지만 충분한 참기름과 고추가루를 넣어 요리하면 재료 상호간에 완충이 작용해 괜찮다.

  낙지는 태음인, 소음인에게 맞지 않지만 이를 완충하기 위해 참기름, 고추가루, 겨자를 듬뿍 넣은 양념장에 찍어 먹는다. 간이 약하고 양적 기운이 강한 태양인은 다른 양념을 택하거나 낙지 위주로 먹는 것이 속이 편하다.

  식혜는 음적인 성질의 보리를 발아해 만든 거라 태음인, 소음인에 맞지 않지만 강한 양적 성질의 생강을 넣으면 태음인, 소음인도 무난히 섭취할 수 있다. 그러나 생강이 너무 많이 들어가면 가장 강한 양적 기운을 지닌 태양인 금양체질은 속이 불편할 수 있다.

- 체질에 맞는 식품이라도 몸의 상태에 따라 불편을 겪을 수 있다. 이를 감안해 음식을 섭취해야 한다.

  ① 마시는 물의 온도도 체질에 따라 달리 제시되었지만 너무 차

거나 너무 뜨거운 것은 좋지 않다. 찬물이 태양인, 소양인에게 맞다 하더라도 몸의 상태가 좋지 않을 때는 너무 차지 않게 마시는 것이 무난하다. 태음인, 소음인에게 따뜻한 물이 좋더라도 너무 뜨거우면 식도에 부담을 줄 수 있다.

② 장에 탈이 났을 때는 생선회, 과일 같은 풋것이 상태를 악화시킬 수 있다. 그럴 경우는 익힌 음식 위주로 섭취해야 한다. 건강문제가 없더라도 익지 않는 음식의 소화력이 떨어질 때는 양을 줄여서 섭취한다.

- 8체질섭생에 의하면 쇠고기, 우유, 유제품 등은 태양인에게 해로운 식품으로 구분했다. 8체질섭생을 모르는 집안에서 아이들은 자랄 때 이런 식품을 섭취하는데 이를 어떻게 설명할 것인가? 사람은 어릴수록 타고난 면역력이 강하기 때문에 체질에 안 맞는 식품이라도 성인보다 처리능력이 높다. 아이라도 체질에 해로운 식품에 민감하게 반응하는 아이도 있는데 그럴 경우 8체질섭생을 잘 지키는 것이 좋다.

5) 음식 알레르기인가요

[질문]

음식 알레르기인가요?

다른 음식을 먹고 수박을 먹으면 괜찮은데, 빈속에 수박을 먹으면 심장이 아프면서 어깨부터 근육통이 쭉 내려오다가 30분 정도 지나면 괜찮아지는데 왜 그런가요?

[답변]

사람은 체질마다 음양오행에서 각 기운의 서열이 다릅니다. 태양인(금양체질과 금음체질로 세분됨)은 양(陽)적인 체질이라 양(陽) 기운이 음 기운보다 강합니다. 목화토금수 오행에서 금(金) 기운이 가장 강하고 목(木) 기운이 가장 약한 체질은 태양인입니다. 같은 태양인에서도 금양체질은 위장에 해당하는 토(土) 기운이 강하고 신장에 해당하는 수(水) 기운이 약합니다. 금양체질은 위장에 해당하는 토(土) 기운이 약하고 신장에 해당하는 수(水) 기운이 강합니다.

모든 음식도 오행의 기운을 가지고 있습니다. 양적인 체질이고 목 기운이 약한 태양인은 성질이 음적이고 목 기운을 보해주는 반대 성질의 상추가 아주 뛰어난 보양식 역할을 합니다. 반대로 음적인 체질이고 목 기운이 강한 태음인 같은 기운을 가진 상추가 최악의 식품이죠. 이렇게 각 체질이 가지는 고유의 음양오행 서열과 반대되는 음양오행의 기운을 가진 식품을 유익한 식품이라 하고, 그 체질과 같은 기운을 가진 식품을 해로운 식품이라 구분합니다. 이것 방식으로 정리한 식단표가 8체질섭생표입니다.

수박은 오행에서 금(金)에 해당하는 폐를 보하는 성질이 있습니다. 태양인은 오장육부에서 폐가 최상위 서열인데 수박을 섭취하면 강한 금(金) 기운이 더 강해지고 이로 인해 본래 하위 서열인 오행에서 목(木) 기운(간에 해당하는 기운)과 수(水) 기운(신장에 해당)이 더 움츠러듭니다. 그 결과 오장육부의 불균형이 심화되어 생체기능이 저하되니 몸에 무리가 가해집니다. 그로 인해 몸이 불편함을 느끼는 것입니다. 권투에서 세게 한방 맞으면 휘청거리다 잠시 후 몸이 회복하는 것과 같은 이치입니다.

다른 음식을 먹고 나서 수박을 먹으면 괜찮은 이유는 그 식품이 수박과 다른 기운을 가지고 있어서 수박의 기운을 완충해주기 때문입니다.

나의 음양오행에 반대되는 기운을 가진 식품은 많이 먹어도 탈이 나지 않습니다. 그러나 나의 음양오행과 같은 기운을 가진 식품은 우리 몸이 처리할 수 있는 처리량이 적기 때문에 양을 줄이고 가능하면 체질식품과 함께 먹는 것이 좋습니다. 체질을 모를 때는 골고루 먹는 것이 좋죠.

'빈속에 약 먹지 말라'는 것도 이런 완충의 원리가 작용하기 때문입니다. 비체질 식품인 수박이 몸에 부담을 주는데 약은 몸에 훨씬 더 부담을 주죠.

식사일기를 써보세요

위에 언급한 바처럼 체질에 해로운 식품은 우리 몸에 부담을 가해 여러가지 부정적 신호를 보낸다. 해로운 정도가 심한 약은 신호가 더 강하니 쉽게 감지가 된다. 체질에 맞는 식품은 많이 먹어도 몸이 부대끼지 않는다. 음식에 대한 이런 신체적인 반응을 잘 살피면 자신의 8체질을 파악할 수 있다.

매일 식사일기를 써보라. 단순히 먹었던 품목과 양만 적어도 된다. 그러면 며칠간 먹었던 음식들이 어떻게 영향을 미쳤는지 분석할 수 있다. 음식은 먹고 당장 컨디션에 나타나는 경우도 있지만 며칠에 걸쳐 서서히 나타나기도 하기 때문에 식사일기 없이 지나가서는 이전의 먹거리가 현재의 컨디션과 어떤 인과관계가 있는지 알기 어렵다.

음식이 우리 몸에 보내는 신호로 눈이나 코가 불편하거나 소변을 자주 보거나 두통이 오거나 변이 무르거나 몸이 무겁거나 혹은 몸이 가렵거나 등이 있다. 이런 신호를 접하면 식사일기만 잘 살펴봐도 문제를 개선하고 나아가 자신의 8체질을 파악할 수 있다.

6) 청포도만으로 매끼를 해결해도 될까요

[질문] 맛있고 안 질려 어제 두 끼를 청포도만 먹었는데, 매끼를 그렇게 먹어도 괜찮을까요?

[답변]그런 식생활이 영양 측면에서 건강관리에 무리가 없느냐 여부

는 체질에 달렸습니다. 육식이 필요한 태음인(목양체질, 목음체질)이 라면 심각한 건강문제로 쓰러지게 됩니다.

채식체질인 태양인(금양체질, 금음체질)이라면 그런 식생활이 아무런 문제가 없습니다. 오히려 조잡한 식품을 이것저것 잡다하게 먹다 보면 인체는 그것을 처리하느라 무리가 가고 대사과정에서 혈액내 독소와 노폐물이 증가하게 되죠. 공장 기계를 많이 쓰다 보면 기계가 닳고 쓰레기가 많이 나오는 것과 같은 이치입니다.

영양전문가나 의사들은 우리 몸을 구성하는 영양소를 섭취하기 위해 다양한 식품을 골고루 먹어라 합니다.

사람이 기계와 같은 원리라면 이 말이 맞습니다. 기계나 로버트는 그것을 구성하는 부품을 모아 조립해서 완성되고, 그것을 분해하면 다시 본래 부품만큼 나옵니다.

그러나 나무를 보세요. 다 자란 나무는 그 구성물질을 공급받아 현재 나무가 된 것이 아니고 전혀 이질적인 바람, 햇빛, 물, 그리고 많지 않은 영양분을 공급받아 생명현상을 통해 거대한 나무로 성장한 것입니다.

소와 호랑이는 자신들의 뼈와 살을 구성하는 영양소를 섭취해서 현재의 몸이 된 것이 아닙니다. 소는 풀만 먹고 호랑이는 고기만 먹고도 비슷하게 뼈와 살을 갖습니다.

나무, 소, 호랑이를 구성하는 성분들은 외부에서 그들에게 공급된 것이 아닙니다. 생명현상이 작동해 세상에 없던 것이 생성된 것입니다. 생명현상에 공급된 성분과 결과물을 농일시하는 접근법은 질못된 깃입니다. 이런 생명현상의 과정을 건너뛰고 결과물인 구성성분을 영양소 형태로 섭취하면 몸이 본래의 정상적인 상태로 회귀할 거라고 기대하죠.

그러나 이렇게 인위적으로 부자연스럽게 생명현상에 개입하면 인체는 이를 처리하기 위해 반응하는 과정에서 의도한 바와 달리 부정적인 부산물을 생성할 수 있습니다. 하나를 얻는 대신 그 대가가 지불되는 것이 세상의 이치고 우리 생명현상에도 적용됩니다. 영양보충제를 끊고 일상의 음식을 통해 자연스럽게 필요한 영양을 섭취하라는 것은 이런 맥락 때문입니다.

7) 음식의 온도와 음양(陰陽)은 다른 개념이다

질문: 태양인 금양체질이지만 추위를 타는데 냉한 성질의 음식을 먹어도 될까요?

답변: 식품이 온하냐 냉하냐는 음식이 실제로 따뜻하냐 차냐 여부를 구분하는 것이 아닙니다. 양(陽)적 성질이면 온하다 하고 음(陰)적 성질이면 냉하다고 표현하는 것일 뿐입니다. 그러니 온(陽)한 음식을 먹는다고 몸의 체온이 올라가고 냉(陰)한 음식을 먹는다고 체온이 내려가는 것이 아닙니다.

내 몸이 양적인 체질일 때 양적인 식품을 먹으면 음양이 양적으로 더 기울기 때문에 생체기능이 저하되어 몸이 냉해지고, 반대로 음적인 식품을 먹으면 음양의 불균형이 완화되어 생체기능이 올라가니 몸이 따뜻해지는 것이죠.

물론 실제 따뜻한 음식을 먹으면 체온이 올라가 추위가 가시고, 여름이라면 덥게 느끼겠죠. 차가운 음식을 먹으면 체온이 내려가 추위가 심해지고, 여름이라면 시원하겠죠. 따라서 체질에 상관없이 내 몸이 현재 추위를 느끼냐 더위를 느끼냐에 따라 음식의 온도도 달라야겠죠.

예를 들면, 건강한 태양인 금양체질은 겨울에도 차가운 물을 마셔도 속이 편하지만, 그러나 건강이 악화된 상태에서 소화기계통이 예민한 사람이 (금양체질에 아주 좋은) 메밀차를 차갑게 마시면 긍정적 효과를 느끼기도 전에 당장은 장에 부담을 느끼니 따뜻하게 마시는 것이 좋습니다. 물론 시간이 지나면 메밀차가 효과를 발휘해 몸에 이롭기는 하겠죠. 금양체질에 차가운 물이 좋다고 하지만, 메밀차는 따뜻하게 마셔도 맛있으니 굳이 차갑게 마실 필요는 없죠.

내 체질이나 몸의 춥고 덥고를 떠나 맛있게 먹으려면 음식마다 요구되는 온도가 있죠. 차갑게 먹어야 할 아이스크림이 있고, 뜨겁게 먹어야 할 국이 그 예죠.

추위에 떠는 양(陽)적인 체질인 사람이 뜨거운 양(陽)적인 식품을 먹으면 몸이 훈훈해집니다. 그러나 양적인 음식으로 인해 시간이 지나면서 점차 몸이 양적으로 치우치니 혈액순환이 저하로 뜨거운 식품을 먹기 전보다 더 추위를 느끼게 됩니다.

이는 마시지가 몸에 미치는 영향을 통해 생각해볼 수 있습니다. 마사지 전문가에게 마사지를 받으면 혈액순환이 촉진되면서 컨디션이 상승해 몸이 가쁜함을 느낍니다. 그러나 마사지해주는 사람이 같은 체질인 경우 처음에는 컨디션이 상승해 몸이 가쁜하지만 두 사람의 음양오행이 겹쳐서 강한 성질은 더 강해지고 약한 성질은 더 약해져 불균형이 심화되고 그로 인해 컨디션이 점차 저하되어 심한 피로감을 느끼거나 몸살을 앓을 수도 있습니다. 가족이라면 매일 부대끼고 사니 오래되면 아이들은 성장에 방해를 받고 성인이라면 병이 깊어지는 것이죠.

양(陽)적인 체질은 차가운 물을 마시는 것이 좋다는 것은 차가운 물이 음(陰)적이어서 그런 것이 아닙니다. 차가운 물은 양적이냐 음적이냐 구분이 아닙니다. 양적인 체질이 차가운 물을 마시는 것이 좋다는 것은 생체기능을 활성화시켜 건강에 이롭다는 것이지만 그러나 내가 추위를 심하고 타고 있는데 차가운 물을 마시면 차가운 물이 생체기능을 활성화시키는 면도 있겠지만 동시에 나의 체온을 더 크게 떨어뜨리니 전체적인 효과는 마이너스가 되죠. 즉 긍정적인 측면과 부정적인 측면을 고려해서 내 몸이 견딜 수 있는 수준으로 판단을 해야 하죠.

태양인에게 냉수욕이 좋다는 것도 이런 관점에서 판단하면 됩니다. 냉수욕이 좋다고 해도 내 몸이 차가운 자극과 체온 저하를 버틸 정도만큼 물의 온도와 시간을 택해야죠. 몸이 적응하고 건강이 좋아지면서 점차 버티는 힘도 나아질 테니 그에 맞춰 서서히 냉수욕 강도를 높이면 됩니다.

운동 강도와 시간도 이런 관점에서 판단하면 됩니다. 운동은 몸에 가하는 자극을 통해 생체기능을 활성화시키는 순기능도 있지만 동시에 몸에 부담을 주고 활성산소를 발생시키는 역기능도 있죠. 따라서 내 몸이 버틸 수 있는 강도와 시간을 선택하고, 몸이 혹사당하는 정도로 무리하게 운동할 필요는 없습니다.

질문: 태양인 금양체질인데 추위를 많이 탈 수도 있나요?

답변: 보일러관의 온수가 잘 순환해야 방이 골고루 따뜻하죠. 사람도 혈액이 손끝 발끝까지 잘 순환하지 않으면 수족냉증이 옵니다. 즉 냉증은 체질과 상관없는 개념입니다. 물론 건강한 태양인은 특성상 땀을 흘리는 더위에 약하고 추위에 강한 면은 있습니다.

(4) 8체질 섭생표

태양인 금양체질

꼭 필요한 식품	〈동물성단백질〉 대부분의 바다생선, 조개류(패구류), 흰살생선 〈탄수화물〉 쌀(백미), 메밀쌀 〈채소-잎, 줄기채소〉 푸른잎채소(배추, 양배추, 상추 등) 〈약재류〉 포도당주사, 포도당가루, 오가피, 야관문, 헛개나무, 식이유황 〈종합〉 천연쪽염색 침구류/의복, 잘 익은 (맵지 않은) 배추김치, 체질식초 (산죽식초-가장 권장함, 감식초, 메밀식초, 어성초식초, 와송식초, 블루베리식초 등)
유익한 식품	〈동물성단백질〉 계란흰자, 굴, 새우/게(갑각류), 붉은살생선 〈식물성단백질〉 검은콩, 된장, 두부 〈탄수화물〉 메조, 녹두, 발아현미 〈채소-잎, 줄기채소〉 고사리, 오이, 취나물, 미나리, 애호박 〈해조류〉 김 〈과일〉 검정포도Campbell(한국포도), 청포도, 참외, 딸기, 파인애플, 바나나, 그린키위, 감, 복분자, 복숭아, 자두, 체리, 앵두, 살구, 무화과 〈약재류〉 모과 〈음료〉 찬물(음용), 산성수, 얼음, 모과차, 매실차(황매실), 보이차 〈광물〉 은(은장신구) 〈신체활동〉 푸른색 선글라스, 수영(냉수욕), 내쉬기를 길게 하는 호흡, 각탕법 〈종합〉 구연산
자주 먹으면 해로운 식품	〈식물성단백질〉 팥, 완두콩, 강남콩 〈탄수화물〉 보리, 옥수수, 숭늉, 누룽지, 호밀 〈근채류-뿌리채소〉 감자, 고구마 〈오일〉 카놀라유, 올리브유, 포도씨유, 코코넛오일 〈채소-잎, 줄기채소〉 무청, 시금치, 부추, 깻잎, 파프리카, 가지, 토마토, 아보카도, 두릅, 샐러리 〈해조류〉 미역, 다시마 〈과일〉 아오리사과, 골드키위, 수박, 메론, 파파야, 블루베리, 크린베리, 코코넛 〈약재류〉 비타민B, 비타민C, 비타민E, 알로에 〈음료〉 녹차(닭고기, 오리고기 같은 열성 식품 섭취시 완충역할) 〈기호식품, 주류〉 코코아(초코렛), 맥주, 와인, 쌀막걸리(아스파탐 같은 인공감미료 무첨가제품), 정종, 증류소주 〈종합〉 발아현미흑초(식초)

해로운 식품	〈동물성단백질〉 치즈, 계란노른자 〈식물성단백질〉 견과류(땅콩, 아몬드, 캐슈, 너트, 은행, 호도, 밤, 잣, 도토리) 〈탄수화물〉 찹쌀, 현미, 수수, 귀리 〈근채류-뿌리채소〉 무, 당근, 연근 〈오일〉 들기름, 참기름, 콩기름, 옥수수유 〈채소-잎, 줄기채소〉 누렁호박, 일반버섯(송이, 표고, 느타리) 〈양념류〉 고추(고춧가루, 청고추), 파, 양파, 생강, 계피, 겨자, 후추, 카레 등 열성향신료, 설탕 〈과일〉 배, 귤, 오렌지, 자몽, 레몬, 라임, 망고, 석류, 오디열매, 리치 〈약재류〉 구기자, 부자, 상황버섯, 유자, 매실, 산수유, 스쿠알렌, 비타민A, 비타민D 〈음료〉 카페인음료(커피, 차, 박카스), 더운물(음용), 알칼리성 음료수, 가공음료수 〈기호식품, 주류〉 위스키, 데길라, 보드카, 소주(화학주) 〈광물〉 옥 〈신체활동〉 들이마시기를 길게 하는 호흡
금해야 할 식품	〈동물성단백질〉 쇠고기, 돼지고기, 닭고기, 오리고기, 개고기, 염소고기(흑염소중탕), 우유, 유제품, 버터, 민물생선(장어, 미꾸라지), 단백질 보충제 〈식물성단백질〉 두유, 메주콩, 청국장, 땅콩, 아몬드, 캐슈너트, 일반견과류, 은행, 호두, 밤, 잣, 도토리 〈탄수화물〉 밀가루, 율무 〈근채류-뿌리채소〉 우엉, 마, 비트, 생강, 도라지, 토란, 더덕 〈허브, 양념류〉 생강, 마늘 〈과일〉 사과 〈약재류〉 산삼, 인삼(홍삼), 녹용, 꿀, 대추, 칡, 오미자, 영지버섯 〈기호식품, 주류〉 술, 담배 〈음료〉 국화차, 페퍼민트(박하)차, 생강차, 대추차, 율무차, 쌍화차, 인삼차(홍삼차) 〈광물〉 금(금니) 〈신체활동〉 싸우나탕(발한), 오랜 일광욕 〈종합〉 브라운색 선글라스, 천연황토 침구류/의복, 원적외선찜질

- 태양인은 간의 해독기능이 약해 무슨 약이든지 효과보다 해가 더 많다. 간을 인체의 화학공장이라 하는데 취약한 간의 해독 기능 때문에 화학 첨가물이 많이 함유되는 바깥 음식에 탈이 잘 난다. 간의 담즙생성이 적어 모든 육고기, 기름기 많은 음식, 식용류로 튀긴 음식이 해롭다. 태양인은 폐가 가장 강한 장기에 속하니 폐를 보하는 밀가루가 안 맞다. 소→소고기→우유→(동물성)요구르트 이런 식으로 연결되는 식품이 안 맞다. 따라서 이 다섯 가지(화학첨가물, 육고기, 기름으로 튀긴 음식, 밀가루, 유제품) 해로운 요소를 골고루 포함하는 식품은 아주 해롭다. 피자, 햄버거, 트랜스지방이 함유된 빵/과자, 햄, 소지 등이 이런 류의 식품이다. 체질에 안 맞는 식품을 섭취하면 인체는 여러가지 부정적인 신호를 보낸

다. 식욕감소, 두통, 노곤함, 졸림, 눈의 피로감, 코의 불편함, 소변 탁함, 변비 등.

- 산업화 이전 농경사회에서 곡식과 채식 위주의 식생활을 하던 시절에는 건강하던 태양인은 산업화로 위에 언급한 식품이 식단을 차지하면서 건강문제를 겪고 있다.
  ◇ 8체질과 식품반응 사례 https://cafe.naver.com/8sunway/365

- 간이 상대적으로 적기 때문에 복부에서 차지하는 면적이 적어 숙여지지 않도록 항상 허리를 펴고 서있는 시간을 많이 갖는 것이 건강의 비결이다.

- 태양인 금양체질은 신장/방광에 해당하는 수(水) 기운이 부족하다. 은(silver)은 수 기운을 보하기 때문에 은 장신구가 금양체질에 매우 유익하다. 이에 비해 태양인 금음체질은 신장/방광에 해당하는 수(水) 기운이 매우 강하기 때문에 은이 해롭다. 금양체질과 금음체질을 구분할 때 이런 차이를 이용해 오링테스트를 할 수 있다.

- 필자는 금양체질인데 상한 게를 먹고 3시간후 두드러기를 겪었는데 양손에 은반지를 끼고 30분이 지나자 증상이 사라진 경험을 한 적이 있다.

- 태양인은 간이 약한데, 간은 발산적 기운이 매우 강해 이를 억제하고 붙들어 주기 위해서는 수렴하는 맛인 신맛이 좋다.

- 태양인은 열이 있는 체질이라 채식 중에서도 잎채소가 잘 맞다. 잎채소는 한의학적으로 깻잎, 부추, 파 등 일부를 제외하고 대부분 냉한 성질이기 때문이다. 그러나 잘못된 식습관이나 스트레스로 야기된 화로 인해 음양의 균형이 무너져 손발이 차갑고 속이 냉하면서 상부로 열이 오를 때 너무 체질식에 집착하지 말고 일시적으로 잎채소에 다소 뿌리채소를 곁들이는 것도 방법이다. 뿌리채소는 대부분 온한 양적 성질이기 때문에 음(陰)적 체질인 태음인, 소음인 식품으로 분류된다. 대야에 따뜻한 물을 넣고 손으로 잘 주물러주거나 각탕법으로 속과 손발이 따뜻해지면 상부로 뜬 화가 내려 오는데 도움이 된다.

태양인 금음체질

꼭 필요한 식품	〈동물성단백질〉 대부분의 바다생선, 조개류(패구류), 흰살생선 〈탄수화물〉 발아현미, 쌀(백미), 메밀쌀 〈채소-잎, 줄기채소〉 푸른잎 채소(배추, 양배추, 상추 등) 〈약재류〉 포도당주사, 포도당가루, 오가피, 헛개나무, 식이유황 〈종합〉 천연쪽염색 침구류/의복, 잘 익은 (너무 맵지 않은) 배추김치, 체질식초(감식초, 어성초식초, 오가피식초, 블루베리식초 등)
유익한 식품	〈동물성단백질〉 계란흰자, 붉은살생선, 복어 〈식물성단백질〉 완두콩, 강남콩, 된장, 두부 〈탄수화물〉 메조, 녹두, 숭늉, 누룽지 〈채소-잎, 줄기채소〉 부추, 시금치, 고사리, 오이, 애호박, 취나물, 미나리, 깻잎, 숙주나물, 참나물, 청경채, 취나물, 가지, 브로콜리, 셀러리, 세발나물, 비름나물, 포항초, 겨자채, 콜리플라워 〈해조류〉 김 〈과일〉 검정포도Campbell(한국포도), 청포도, 참외, 딸기, 파인애플, 바나나, 키위, 감, 복분자, 복숭아, 자두, 체리, 앵두, 살구, 무화과 〈약재류〉 모과 〈음료〉 찬물(음용), 산성수, 얼음, 모과차, 유자차, 매실차(황매실), 보이차 〈신체활동〉 푸른색 선글라스, 수영(냉수욕), 내쉬기를 길게 하는 호흡, 각탕법 〈종합〉 구연산, 발아현미흑초(식초)
자주 먹으면 해로운 식품	〈동물성단백질〉 새우 / 게(갑각류) 〈식물성단백질〉 팥, 완두콩, 강낭콩 〈탄수화물〉 찹쌀, 보리, 옥수수, 호밀 〈근채류-뿌리채소〉 감자, 고구마 〈오일〉 카놀라유, 올리브유, 포도씨유, 코코넛오일, 옥수수유 〈근채류-뿌리채소〉 생강 〈채소-잎, 줄기채소〉 깻잎, 파프리카, 토마토, 아보카도, 두릅, 무청, 샐러리 〈해조류〉 미역, 다시마 〈양념류〉 고추(고춧가루, 청고추), 파, 양파, 생강, 계피, 겨자, 후추, 카레 등 열성향신료 〈과일〉 아오리사과, 수박, 메론, 귤, 오렌지, 자몽, 레몬, 라임, 망고, 파파야, 블루베리, 크린베리, 코코넛 〈약재류〉 비타민B, 비타민C, 비타민E 〈음료〉 생강차, 더운물(음용) 〈기호식품, 주류〉 코코아(초코렛), 맥주, 와인, 쌀막걸리(아스파탐 같은 인공감미료 무첨가제품), 정종, 소주(증류소주)

해로운 식품	〈동물성단백질〉 치즈, 계란노른자, 굴 〈식물성단백질〉 견과류(땅콩, 아몬드, 캐슈, 너트, 은행, 호도, 밤, 잣, 도토리) 〈탄수화물〉 현미, 수수, 귀리 〈근채류-뿌리채소〉 무, 당근, 연근 〈오일〉 들기름, 참기름, 콩기름, 옥수수유 〈채소-잎, 줄기채소〉 누런호박, 일반버섯(송이, 표고, 느타리) 〈양념류〉 설탕 〈과일〉 사과, 배, 석류, 오디열매, 리치 〈약재류〉 산삼, 인삼(홍삼), 꿀, 유자, 대추, 구기자, 부자, 상황버섯, 매실(청매실), 산수유, 스쿠알렌, 알로에, 비타민A, 비타민D 〈음료〉 카페인음료(커피, 차, 박카스), 녹차, 옥수수차, 대추차, 알칼리성 음료수, 가공음료수, 인삼차(홍삼차), 페퍼민트(박하)차, 두충차, 둥글레차, 구기자차, 결명자차, 홍차 〈기호식품, 주류〉 위스키, 데킬라, 보드카, 소주(화학주) 〈광물〉 은, 옥 〈신체활동〉 들이마시기를 길게 하는 호흡
금해야 할 식품	〈동물성단백질〉 쇠고기, 돼지고기, 닭고기, 오리고기, 개고기, 염소고기(흑염소중탕), 우유, 유제품, 버터, 민물생선(장어, 미꾸라지), 단백질 보충제 〈식물성단백질〉 두유, 콩, 메주콩, 청국장, 땅콩, 아몬드, 캐슈너트, 일반견과류, 은행, 호두, 밤, 잣, 도토리 〈탄수화물〉 밀가루, 율무 〈근채류-뿌리채소〉 우엉, 마, 비트, 도라지, 토란, 더덕 〈허브, 양념류〉 마늘 〈약재류〉 녹용, 칡, 오미자, 영지버섯 〈기호식품, 주류〉 술, 담배 〈음료〉 이온음료수, 국화차, 율무차, 쌍화차, 칡차, 가공음료수 〈광물〉 금(금니) 〈신체활동〉 브라운색 선글라스, 싸우나탕(발한), 오랜 일광욕 〈종합〉 천연황토 침구류/의복, 원적외선찜질

- 태양인은 간의 해독기능이 약해 무슨 약이든지 효과보다 해가 더 많다. 간을 인체의 화학공장이라 하는데 취약한 간의 해독 기능 때문에 화학첨가물이 많이 함유되는 바깥 음식에 탈이 잘 난다. 간의 담즙생성이 적어 모든 육고기, 기름기 많은 음식, 식용류로 튀긴 음식이 해롭다. 태양인은 폐가 가장 강한 장기에 속하니 폐를 보하는 밀가루가 안 맞다. 소→소고기→우유→(동물성)요구르트 이런 식으로 연결되는 식품이 안 맞다.

따라서 이 다섯 가지(화학첨가물, 육고기, 기름으로 튀긴 음식, 밀가루, 유제품) 해로운 요소를 골고루 포함하는 식품은 아주 해롭다. 피자, 햄버거, 트랜스지방이 함유된 빵/과자, 햄, 소지 등이 이런 류의 식품이다. 체질에 안 맞는 식품을 섭취하면 인체는 여러가지 부정적인 신호를 보낸다. 식욕감소, 두통, 노곤함, 졸림, 눈의 피로감, 코의 불편함, 소변 탁함, 변비 등.

- 산업화 이전 농경사회에서 곡식과 채식 위주의 식생활을 하던 시절에는 건강하던 태양인은 산업화로 위에 언급한 식품이 식단을 차지하면서 건강문제를 겪고 있다.
  ◇ 8체질과 식품반응 사례 https://cafe.naver.com/8sunway/365

- 태양인 금음체질에 거의 모든 해산물이 유익하지만 몸의 상태에 따라 처리능력이 떨어지는 경우 섭취량을 줄이는 것이 바람직하다. 등푸른생선, 비늘 없는 고기(갈치 등), 붉은살생선(참치 등) 등이 이에 해당된다.

- 같은 태양인이어도 금양체질은 더 양(陽)적이라 인삼/홍삼 같은 양적인 식품에 대한 부작용이 빨리 나타난다. 금음체질은 서서히 나타나는 편이다. 태양인은 양(陽)적이고 간이 약해 푸른잎채소가 좋지만 금음체질은 건강이 좋지 않은 상태에서 추위를 타는 경우 푸른잎채소를 너무 많이 섭취하면 속이 차져서 불편할 수 있다. 이런 때는 생강차이나 대추차 같은 양(陽)적 음료를 조금 마셔주면 나아진다.

- 만약 새우알러지가 있는 금음체질이라면 머리와 내장을 제거하고 먹으면 괜찮다. 굴은 익혀서 먹으면 탈날 염려가 없다. 장부구조상 물을 많이 마시는 경우 대사가 떨어지니 물이 땅기는 만큼 적당히 마신다. 특히 식사 때 수분섭취가 많으면 불편할 수 있으니 식후 따로 수분을 섭취하는 것이 좋다.

- 태양인은 간이 약한데, 간은 발산적 기운이 매우 강해 이를 억제하고 붙들어 주기 위해서는 수렴하는 맛인 신맛이 좋다.

- 태양인은 열이 있는 체질이라 채식 중에서도 잎채소가 잘 맞다. 잎채소는 한의학적으로 깻잎, 부추, 파 등 일부를 제외하고 대부분 냉한 성질이기 때문이다. 그러나 잘못된 식습관이나 스트레스로 야기된 화로 인해 음양의 균형이 무너져 손발이 차갑고 속이 냉하면서 상부로 열이 오를 때 너무 체질식에 집착하지 말고 일시적으로 잎채소에 다소 뿌리채소를 곁들이는 것도 방법이다. 뿌리채소는 대부분 온한 양적 성질이기 때문에 음(陰)적 체질인 태음인, 소음인 식품으로 분류된다. 대야에 따뜻한 물을 넣고 손으로 잘 주물러주거나 각탕법으로 속과 손발이 따뜻해지면 상부로 뜬 화가 내려 오는데 도움이 된다.

- 8체질 중에서 금음체질의 체질식이 가장 어렵고 문제가 빈번하다.

태음인 목양체질

꼭 필요한 식품	〈동물성단백질〉 쇠고기 〈식물성단백질〉 된장 〈탄수화물〉 밀가루 〈오일〉 들기름, 참기름, 콩기름, 옥수수유, 카놀라유 〈근채류-뿌리채소〉 무, 당근, 마, 연근, 감자, 고구마 〈양념류〉 마늘 〈과일〉 배 〈신체활동〉 싸우나탕(발한)
유익한 식품	〈동물성단백질〉 닭고기, 오리고기, 개고기, 염소고기(흑염소중탕), 우유(온하게), 유제품, 버터, 치즈, 계란노른자 〈식물성단백질〉 콩, 메주콩, 완두콩, 강남콩, 청국장, 두유, 두부, 땅콩, 아몬드, 캐슈너트, 일반견과류, 은행, 호두, 밤, 잣, 도토리 〈탄수화물〉 쌀(백미), 현미, 찹쌀, 수수, 옥수수, 율무, 숭늉, 누룽지, 귀리 〈근채류-뿌리채소〉 비트, 생강, 도라지, 토란, 더덕, 우엉 〈채소-잎, 줄기채소〉 호박(누런호박, 애호박), 가지, 토마토, 아보카도, 일반버섯(송이, 표고, 느타리) 〈양념류〉 파, 양파, 생강, 계피, 겨자, 후추, 카레 등 열성향신료, 설탕, 열성향신료가 맞으니 매운 김치 맞음 〈과일〉 사과, 귤, 오렌지, 자몽, 레몬, 라임, 망고, 수박, 메론, 리치 〈약재류〉 산삼, 인삼(홍삼), 꿀, 녹용, 칡, 대추, 유자, 스쿠알렌, 비타민A, D 〈음료〉 국화차, 생강차, 대추차, 율무차, 인삼차(홍삼차), 더운물(음용), 알칼리성 음료수 〈광물〉 금(금니), 옥 〈신체활동〉 들이마시기를 길게 하는 호흡, 일광욕, 등산(자연림)
자주 먹으면 해로운 식품	〈동물성단백질〉 돼지고기, 민물생선(장어, 미꾸라지), 계란흰자 〈탄수화물〉 보리, 메조, 녹두, 호밀 〈오일〉 올리브유, 코코넛오일 〈채소-잎, 줄기채소〉 시금치, 취나물, 미나리, 파프리카, 깻잎, 부추, 두릅, 샐러리 〈해조류〉 미역, 다시마, 김 〈양념류〉 고추(고춧가루, 청고추) 〈과일〉 참외, 딸기, 바나나, 파인애플, 키위, 석류, 파파야, 복숭아, 자두, 체리, 앵두, 살구, 블루베리, 오디열매, 코코넛 〈약재류〉 부자, 오미자, 매실, 상황버섯, 비타민B 〈음료〉 카페인음료(커피, 차, 박카스), 쌍화차, 찬물(음용), 얼음 〈기호식품, 주류〉 코코아, 정종, 천주, 소주(증류소주), 위스키, 보드카

해로운 식품	〈탄수화물〉 메밀, 보리 〈오일〉 포도씨유 〈채소-잎, 줄기채소〉 푸른잎 채소(배추, 양배추, 상추), 고사리, 오이, 무청 〈과일〉 검정포도Cambell(한국포도), 크랜베리, 감, 복분자, 무화과, 크랜베리 〈약재류〉 구기자, 영지버섯, 모과, 산수유, 비타민E 〈음료〉 녹차, 모과차, 산성수, 가공음료수 〈기호식품, 주류〉 맥주, 데킬라, 쌀막걸리, 소주(화학주) 〈신체활동〉 수영(냉수욕), 내쉬기를 길게 하는 호흡
금해야 할 식품	〈동물성단백질〉 대부분의 바다생선, 조개류(패구류), 굴, 새우, 게(갑각류), 흰살생선, 붉은살생선, 복어 〈식물성단백질〉 팥 〈과일〉 청포도 〈약재류〉 포도당주사, 포도당가루, 알로에 〈기호식품, 주류〉 담배, 와인 〈광물〉 은

- 72세의 건강한 목양체질 남성이 있는데 젊었을 때부터 고혈압이었다. 그는 고혈압 말고는 다른 질환이 없이 건강했다. 그가 젊었을 적부터 고혈압인데 72세인 지금까지 건강하다는 게 이상하지 않는가? 고혈압이 지속되면 당뇨나 여러 혈관질환이 있어야 하는데 다른 데는 다 정상이다. 이는 무엇을 의미하냐면 그는 타고난 고혈압 체질이라 약을 쓰기보다 그런 상태를 유지하는 것이 건강에 좋다는 의미이다.

- 건강한 목양체질은 권장 혈압 140-150mmHg 범위보다 높은 것이 정상이다. 이 체질이 고혈압 상태를 병으로 여겨 약을 복용해 강제로 혈압을 떨어뜨리면 오히려 몸에 기력이 빠져 일을 하지 못한다. 혈압이 180/90mmHg인 목양체질이 의사의 권고로 140mmHg으로 낮추자 아파서 일을 못한 사례가 있다.

- 육식은 담즙의 분비를 촉진하고 이런 소진활동으로 인해 지나치게 강한 간/담에 해당하는 목(木)의 기운이 가라앉으면서 상대적으로 약한 토(土: 비장/위장에 대응되는 기운)과 금(金: 폐/대장에 대응되는 기운) 기운이 올라가면서 장부의 불균형이 완화되고, 그 결과 면역력이 강화된다. 반대로, 푸른잎채소는 강한 간/담에 해당하는 목(木)의 기운을 더 날뛰게 하고, 그 결과 장부의 불균형이 심화되면서 면역력이 저하되니 섭취를 최소화한다.

태음인 목음체질

꼭 필요한 식품	〈동물성단백질〉 쇠고기, 돼지고기 〈식물성단백질〉 된장 〈탄수화물〉 밀가루, 율무 〈근채류-뿌리채소〉 무, 당근, 마, 연근 〈양념류〉 마늘 〈과일〉 배 〈음료〉 율무차 〈신체활동〉 싸우나탕(발한)
유익한 식품	〈동물성단백질〉 우유(온하게), 유제품, 버터, 치즈, 계란노른자 〈식물성단백질〉 콩, 메주콩, 완두콩, 강남콩, 팥, 청국장, 두유, 두부, 땅콩, 아몬드, 캐슈너트, 일반견과류, 은행, 호두, 밤, 잣, 도토리 〈탄수화물〉 쌀(백미), 수수, 옥수수, 귀리 〈오일〉 들기름, 콩기름, 옥수수유, 카놀라유 〈근채류-뿌리채소〉 감자, 고구마, 비트, 도라지, 토란, 더덕, 우엉 〈채소-잎, 줄기채소〉 호박(누런호박, 애호박), 가지, 아보카도, 일반버섯(송이, 표고, 느타리) 〈양념류〉 설탕 〈과일〉 수박, 메론, 리치 〈약재류〉 녹용, 칡, 오미자, 스쿠알렌, 비타민A, D 〈음료〉 국화차, 더운물(음용), 알칼리성 음료수 〈광물〉 금(금니), 옥 〈신체활동〉 들이마시기를 길게 하는 호흡, 일광욕, 등산(자연림)
자주 먹으면 해 로운 식품	〈동물성단백질〉 닭고기, 오리고기, 개고기, 염소고기(흑염소중탕), 민물생선(장어, 미꾸라지), 계란흰자 〈탄수화물〉 현미, 보리, 메조, 녹두, 숭늉, 누룽지, 호밀 〈오일〉 참기름, 올리브유, 코코넛오일 〈근채류-뿌리채소〉 생강 〈채소-잎, 줄기채소〉 시금치, 토마토, 취나물, 미나리, 파프리카, 깻잎, 부추, 두릅, 샐러리 〈해조류〉 미역, 다시마, 김 〈양념류〉 고추(고춧가루, 청고추), 파, 양파, 계피, 겨자, 후추, 카레 등 열성향신료 〈과일〉 사과, 귤, 오렌지, 자몽, 레몬, 라임, 망고, 참외, 딸기, 바나나, 키위, 파인애플, 석류, 파파야, 복숭아, 자두, 체리, 앵두, 살구, 무화과, 오디열매, 블루베리, 코코넛 〈약재류〉 매실, 알로에, 상황버섯, 비타민B, C, E 〈음료〉 카페인음료(커피, 차, 박카스), 생강차, 쌍화차, 찬물(음용), 얼음 〈기호식품, 주류〉 코코아, 정종, 청주, 소주(증류소주), 위스키, 데킬라, 보드카

해로운 식품	〈탄수화물〉 메밀, 찹쌀 〈오일〉 포도씨유 〈채소-잎, 줄기채소〉 푸른잎 채소(배추, 양배추, 상추), 고사리, 오이, 무청 〈과일〉 검정포도Cambell(한국포도), 크랜베리, 감, 복분자 〈약재류〉 꿀, 대추, 부자, 산삼, 인삼(홍삼), 구기자, 부자, 영지버섯, 모과, 산수유, 유자 〈음료〉 녹차, 모과차, 대추차, 인삼차(홍삼차), 산성수, 가공음료수 〈기호식품, 주류〉 맥주, 쌀막걸리, 소주(화학주) 〈광물〉 은 〈신체활동〉 수영(냉수욕), 내쉬기를 길게 하는 호흡
금해야 할 식품	〈동물성단백질〉 대부분의 바다생선, 조개류(패구류), 굴, 새우, 게(갑각류), 흰살생선, 붉은살생선, 복어 〈과일〉 청포도 〈약재류〉 포도당주사, 포도당가루 〈기호식품, 주류〉 담배, 와인

- 육식은 담즙의 분비를 촉진하고 이런 소진활동으로 인해 지나치게 강한 간/담에 해당하는 목(木)의 기운이 가라앉으면서 상대적으로 약한 수(水: 신장/방광장에 대응되는 기운)과 금(金: 폐/대장에 대응되는 기운) 기운이 올라가면서 장부의 불균형이 완화되고, 그 결과 면역력이 강화된다. 반대로, 푸른잎채소는 강한 간/담에 해당하는 목(木)의 기운을 더 날뛰게 하고, 그 결과 장부의 불균형이 심화되면서 면역력이 저하되니 섭취를 최소화한다.

소양인 토양체질

꼭 필요한 식품	〈동물성단백질〉 쇠고기, 돼지고기, 복어 〈식물성단백질〉 된장 〈약재류〉 산수유
유익한 식품	〈동물성단백질〉 우유(냉), 유제품, 버터, 치즈, 계란노른자/흰자, 대부분의 바다생선, 민물생선(장어, 미꾸라지), 조개류(패구류), 굴, 새우, 게(갑각류), 흰살생선 〈식물성단백질〉 콩, 메주콩, 완두콩, 강낭콩, 팥, 청국장, 두유, 두부, 땅콩, 아몬드, 캐슈너트, 일반 견과류, 검은콩 〈탄수화물〉 쌀(백미), 보리, 메밀, 메조, 녹두, 밀가루, 귀리, 호밀 〈오일〉 들기름, 콩기름, 카놀라유, 올리브유, 포도씨유, 코코넛오일 〈근채류-뿌리채소〉 무, 당근, 연근 〈채소-잎, 줄기채소〉 푸른잎 채소(배추, 양배추, 상추 등), 고사리, 오이, 무청, 취나물, 미나리, 호박(누런호박, 애호박), 아보카도, 두릅, 일반버섯(송이, 표고, 느타리 등) 〈양념류〉 설탕 〈과일〉 아오리사과, 배, 수박, 메론, 검정포도Campbell(한국포도), 청포도, 참외, 딸기, 파인애플, 바나나, 그린키위, 석류, 블루베리, 감, 복분자, 크린베리, 오디열매, 코코넛, 무화과, 리치 〈약재류〉 구기자, 영지버섯, 알로에, 비타민E, 포도당주사, 포도당가루 〈음료〉 찬물(음용), 알칼리성 음료수, 얼음 〈광물〉 금, 금니, 은 〈신체활동〉 싸우나탕(발한), 들이마시기를 길게 하는 호흡, 일광욕, 등산(자연림)
자주 먹으면 해로운 식품	〈동물성단백질〉 붉은살 생선 〈탄수화물〉 수수, 옥수수, 율무 〈오일〉 옥수수유 〈근채류-뿌리채소〉 비트, 감자, 고구마 〈채소-잎, 줄기채소〉 시금치, 부추, 깻잎, 파프리카, 가지, 샐러리 〈양념류〉 마늘 〈해조류〉 김 〈과일〉 골드키위, 파파야, 복숭아, 자두, 체리, 앵두, 살구 〈약재류〉 모과, 스쿠알렌, 비타민A, D, C 〈음료〉 카페인 음료(커피, 차, 박카스 등), 녹차, 율무차, 모과차, 더운물(음용) 〈기호식품, 주류〉 코코아(초코렛), 위스키, 데길라, 보드카, 맥주, 와인, 쌀막걸리, 정종, 청주, 소주(증류소주) 〈광물〉 옥 〈신체활동〉 수영(냉수욕)

해로운 식품	〈식물성단백질〉 은행, 호두, 밤, 잣, 도토리 〈탄수화물〉 숭늉, 누룽지 〈오일〉 참기름 〈근채류-뿌리채소〉 마 〈채소-잎, 줄기채소〉 토마토 〈약재류〉 녹용, 상황버섯, 매실, 오미자, 칡, 비타민B 〈음료〉 국화차, 더운물(음용), 산성수, 가공음료수 〈주류〉 소주(화학주) 〈신체활동〉 내쉬기 길게 하는 호흡
금해야 할 식품	〈동물성단백질〉 닭고기, 오리고기, 개고기, 염소고기(흑염소중탕) 〈탄수화물〉 현미, 찹쌀 〈근채류-뿌리채소〉 생강, 도라지, 토란, 더덕, 우엉 〈허브, 양념류〉 고추(고춧가루, 청고추), 파, 양파, 생강, 계피, 겨자, 후추, 카레 등 열성향신료) 〈해조류〉 미역, 다시마 〈과일〉 사과, 귤, 오렌지, 자몽, 레몬, 라임, 망고 〈약재류〉 산삼, 인삼(홍삼), 꿀, 대추, 부자, 유자 〈기호식품, 주류〉 담배 〈음료〉 생강차, 대추차, 쌍화차, 인삼차(홍삼차)

- 강한 식욕에도 불구하고 소양인(토양체질, 토음체질)은 소화력이 강하기 때문에 좀체 탈이 나지 않는다.
- 토양체질은 장부의 구조적 특정 때문에 정상적인 140~150mmHg 정도의 혈압보다 낮은 저혈압상태가 건강한 상태다.

소양인 토음체질

꼭 필요한 식품	〈동물성단백질〉 돼지고기, 복어
유익한 식품	〈동물성단백질〉 우유(냉), 유제품, 치즈, 계란흰자, 대부분의 바다생선, 조개류(패구류), 굴, 새우, 게(갑각류), 흰살생선 〈식물성단백질〉 된장, 두부, 완두콩, 강낭콩, 팥, 땅콩, 아몬드, 캐슈너트, 일반 견과류 〈탄수화물〉 쌀(백미), 메밀, 메조, 녹두, 호밀, 검은콩 〈오일〉 카놀라유, 올리브유, 포도씨유, 코코넛오일 〈채소-잎, 줄기채소〉 푸른잎채소(배추, 양배추, 상추 등), 고사리, 오이, 무청, 취나물, 미나리, 애호박, 아보카도, 두릅 〈과일〉 아오리사과, 수박, 메론, 검정포도Campbell(한국포도), 청포도, 참외, 딸기, 파인애플, 바나나, 그린키위, 석류, 블루베리, 감, 복분자, 크린베리, 코코넛, 무화과, 리치 〈약재류〉 영지버섯, 알로에, 비타민E, 포도당주사, 포도당가루 〈음료〉 찬물(음용), 알칼리성 음료수, 얼음 〈광물〉 은 〈신체활동〉 내쉬기를 길게 하는 호흡
자주 먹으면 해로운 식품	〈동물성단백질〉 쇠고기, 버터, 계란노른자, 민물생선(장어, 미꾸라지), 붉은살 생선 〈식물성단백질〉 메주콩, 청국장, 두유, 보리 〈탄수화물〉 수수, 옥수수, 밀가루, 율무, 귀리 〈오일〉 옥수수유, 콩기름 〈근채류-뿌리채소〉 무, 당근, 연근 〈채소-잎, 줄기채소〉 시금치, 깻잎, 누런호박, 부추, 파프리카, 가지, 일반버섯(송이, 표고, 느타리), 샐러리 〈해조류〉 김 〈양념류〉 설탕 〈과일〉 골드키위, 배, 파파야, 오디열매, 복숭아, 자두, 체리, 앵두, 살구 〈약재류〉 구기자, 산수유, 모과, 스쿠알렌, 비타민C 〈음료〉 녹차, 율무차, 모과차, 더운물(음용) 〈기호식품, 주류〉 코코아(초코렛), 맥주, 와인, 정종, 청주, 소주(증류소주) 〈광물〉 금(금니), 옥 〈신체활동〉 수영(냉수욕), 싸우나탕(발한), 오랜 일광욕

해로운 식품	〈식물성단백질〉 도토리 〈탄수화물〉 숭늉, 누룽지 〈오일〉 들기름, 참기름 〈근채류–뿌리채소〉 감자, 고구마, 비트, 마, 우엉 〈채소–잎, 줄기채소〉 토마토 〈양념류〉 마늘 〈약재류〉 상황버섯, 매실, 오미자, 칡, 비타민A, D, B 〈음료〉 카페인음료(커피, 차, 박카스), 국화차, 산성수, 가공음료수 〈기호식품, 주류〉 위스키, 데킬라, 보드카, 쌀막걸리, 소주(화학주) 〈신체활동〉 들이마시기를 길게 하는 호흡
금해야 할 식품	〈식물성단백질〉 은행, 호두, 밤, 잣 〈동물성단백질〉 닭고기, 오리고기, 개고기, 염소고기(흑염소중탕) 〈탄수화물〉 현미, 찹쌀 〈근채류–뿌리채소〉 생강, 도라지, 토란, 더덕 〈허브, 양념류〉 고추(고춧가루, 청고추), 파, 양파, 생강, 계피, 겨자, 후추, 카레 등 열성향신료 〈해조류〉 미역, 다시마 〈과일〉 사과, 귤, 오렌지, 자몽, 레몬, 라임, 망고 〈약재류〉 녹용, 산삼, 인삼(홍삼), 꿀, 대추, 부자, 유자 〈기호식품, 주류〉 담배 〈음료〉 생강차, 대추차, 쌍화차, 인삼차(홍삼차)

• 강한 식욕에도 불구하고 소양인(토양체질, 토음체질)은 소화력이 강하기 때문에 좀체 탈이 나지 않는다.

소음인 수양체질

꼭 필요한 식품	〈동물성단백질〉 닭고기, 개고기, 오리고기, 염소고기(흑염소중탕) 〈탄수화물〉 현미, 찹쌀 〈근채류-뿌리채소〉 생강 〈해조류〉 미역, 다시마 〈과일〉 사과 〈약재류〉 산삼, 인삼(홍삼), 꿀, 대추 〈음료〉 생강차, 대추차, 인삼차(홍삼차)
유익한 식품	〈동물성단백질〉 계란노른자, 흰살생선 〈식물성단백질〉 된장, 두부, 콩, 메주콩, 완두콩, 강남콩, 땅콩, 아몬드, 캐슈너트, 일반견과류, 은행, 호두, 밤, 잣, 도토리 〈탄수화물〉 쌀(백미), 수수, 옥수수, 숭늉, 누룽지 〈오일〉 참기름, 옥수수유, 카놀라유 〈근채류-뿌리채소〉 감자, 고구마, 도라지, 토란, 더덕, 우엉 〈채소-잎, 줄기채소〉 푸른잎채소(배추, 양배추, 상추 등), 시금치, 취나물, 부추, 애호박, 가지, 토마토 〈해조류〉 김 〈양념류〉 고추(고추가루, 청고추), 파, 양파, 생강, 계피, 겨자, 후추, 카레 등 열성향신료, 마늘, 열성향신료가 맞으니 매운 김치가 맞음 〈과일〉 귤, 오렌지, 자몽, 레몬, 라임, 망고, 청포도 〈약재류〉 매실, 비타민B 〈음료〉 쌍화차, 더운물(음용), 산성수 〈신체활동〉 수영(냉수욕), 내쉬기를 길게 하는 호흡
자주 먹으면 해로운 식품	〈동물성단백질〉 쇠고기, 우유(온하게), 유제품, 버터, 치즈, 계란흰자, 대부분의 바다생선, 민물생선(장어, 미꾸라지) 〈식물성단백질〉 청국장, 두유 〈탄수화물〉 메밀, 녹두, 밀가루, 율무, 귀리, 호밀 〈오일〉 들기름, 콩기름, 올리브유, 포도씨유, 코코넛오일 〈근채류-뿌리채소〉 무, 당근, 연근, 마, 비트 〈채소-잎, 줄기채소〉 오이, 무청, 고사리, 미나리, 깻잎, 누런호박, 아보카도, 파프리카, 일반버섯(송이, 표고, 느타리), 샐러리 〈양념류〉 설탕 〈과일〉 배, 수박, 메론, 검정포도Cambell(한국포도), 블루베리, 키위, 석류, 파파야, 복숭아, 자두, 오디열매, 체리, 앵두, 살구, 코코넛, 무화과, 리치 〈약재류〉 녹용, 부자, 모과, 유자, 오미자, 스쿠알렌, 비타민A, D, 포도당주사, 포도당가루 〈음료〉 국화차, 율무자, 모과차 〈기호식품, 주류〉 코코아(초코렛), 위스키, 보드카, 와인, 정종, 청주, 소주(증류소주) 〈광물〉 옥

해로운 식품	〈동물성단백질〉 조개류(패구류), 붉은살생선 〈탄수화물〉 메조 〈채소 : 잎, 줄기채소〉 두릅 〈과일〉 참외, 딸기, 바나나, 파인애플, 감, 복분자 〈약재류〉 구기자, 영지버섯, 상황버섯, 칡, 비타민E 〈음료〉 카페인음료(커피, 차, 박카스), 녹차, 찬물(음용), 알카리성 음료수, 가공음료수 〈기호식품, 주류〉 맥주, 데킬라, 쌀막걸리, 소주(화학주) 〈신체활동〉 내쉬기를 길게 하는 호흡 〈광물〉 금(금니)
금해야 할 식품	〈동물성단백질〉 돼지고기, 굴, 복어, 새우, 게(갑각류) 〈식물성단백질〉 팥 〈탄수화물〉 보리 〈과일〉 크랜베리 〈약재류〉 산수유, 알로에 〈기호식품, 주류〉 담배 〈음료〉 얼음 〈광물〉 은 〈신체활동〉 싸우나(발한), 오랜 일광욕 〈종합〉 천연황토 침구류/의복, 원적외선찜질

- 소음인 수양체질은 좀처럼 설사를 하지 않는다. 장부의 구조적 특성 때문에 건강한 상태에서 여러 날 배변을 하지 않아도 별다른 불편을 느끼지 않는다. 이를 병이라 여겨 약을 쓰면 오히려 건강을 해친다.

- 비장/위장에 해당하는 토(土) 기운이 가장 약한 체질인 소음인은 물을 너무 많이 마시면 몸에 아주 해롭다. 적당한 수분섭취는 정상적 생체기능을 위해 중요하니 물이 땅기는 정도에서 약간 더 챙겨마시는 정도로 한다. 특히 식사 때 수분섭취가 많으면 불편할 수 있으니 식후 따로 수분을 섭취하는 것이 좋다.

- 땀을 많이 흘릴 정도로 운동량을 늘리면 오히려 건강에 해가 되는 체질이다. 감기에 걸렸을 때도 뜨거운 목욕으로 땀을 빼면 오히려 상태가 악화된다.

- 음적인 기운이 우세한 체질이라 녹차나 보리차 같은 음적인 성질의 음료가 해롭다. 생강차, 대추차, 홍삼 등과 같은 양적인 성질의 음료가 좋다.

소음인 수음체질

꼭 필요한 식품	〈동물성단백질〉 쇠고기, 닭고기, 개고기, 오리고기, 염소고기(흑염소 중탕) 〈식물성단백질〉 된장 〈탄수화물〉 현미, 찹쌀 〈근채류–뿌리채소〉 생강 〈해조류〉 미역, 다시마 〈과일〉 사과 〈약재류〉 산삼, 인삼(홍삼), 꿀, 대추 〈음료〉 생강차, 대추차, 인삼차(홍삼차)
유익한 식품	〈동물성단백질〉 버터, 계란노른자 〈식물성단백질〉 두부, 콩, 메주콩, 완두콩, 청국장, 강남콩, 땅콩, 아몬드, 캐슈너트, 일반견과류, 은행, 호두, 밤, 잣, 도토리 〈탄수화물〉 쌀(백미), 옥수수, 밀가루, 숭늉, 누룽지 〈오일〉 참기름, 옥수수유, 카놀라유 〈근채류–뿌리채소〉 무, 당근, 연근, 우엉, 감자, 고구마, 마, 비트, 도라지, 토란, 더덕 〈채소–잎, 줄기채소〉 시금치, 가지, 호박(애호박, 누런호박), 부추, 토마토, 일반버섯(송이, 표고, 느타리) 〈양념류〉 고추(고추가루, 청고추), 파, 양파, 생강, 계피, 겨자, 후추, 카레 등 열성향신료, 마늘, 설탕, 열성향신료가 맞으니 매운 김치 맞음 〈과일〉 배, 귤, 오렌지, 자몽, 레몬, 라임, 망고 〈약재류〉 매실, 칡, 비타민B 〈음료〉 쌍화차, 더운물(음용), 산성수 〈광물〉 금(금니) 〈신체활동〉 등산(자연림), 들이마시기를 길게 하는 호흡

자주 먹으면 해로운 식품	〈동물성단백질〉 계란흰자, 우유(온하게), 유제품, 치즈, 민물생선(장어, 미꾸라지) 〈식물성단백질〉 두유 〈탄수화물〉 녹두, 수수, 율무, 귀리 〈오일〉 들기름, 콩기름, 올리브유, 포도씨유, 코코넛오일 〈채소-잎, 줄기채소〉 푸른잎채소(배추, 양배추, 상추 등), 미나리, 깻잎, 파프리카, 취나물, 아보카도 〈해조류〉 김 〈과일〉 수박, 메론, 검정포도Cambell(한국포도), 블루베리, 키위, 석류, 파파야, 복숭아, 자두, 오디열매, 체리, 앵두, 살구, 코코넛, 리치 〈약재류〉 녹용, 부자, 유자, 오미자, 스쿠알렌, 비타민A, D 〈음료〉 국화차, 율무차 〈기호식품, 주류〉 코코아(초코렛), 위스키, 보드카, 정종, 청주, 소주(증류소주) 〈광물〉 옥 〈신체활동〉 수영(냉수욕)
해로운 식품	〈동물성단백질〉 대부분의 바다생선, 흰살생선, 붉은살생선 〈탄수화물〉 메밀, 메조, 호밀 〈채소 : 잎, 줄기채소〉 고사리, 오이, 무청, 두릅, 샐러리 〈과일〉 참외, 딸기, 바나나, 파인애플, 감, 복분자, 무화과 〈약재류〉 모과, 구기자, 영지버섯, 상황버섯, 비타민E, 포도당주사, 포도당가루 〈음료〉 카페인음료(커피, 차, 박카스), 녹차, 모과차, 찬물(음용), 알카리성 음료수, 가공음료수 〈기호식품, 주류〉 맥주, 쌀막걸리, 소주(화학주) 〈신체활동〉 내쉬기를 길게 하는 호흡
금해야 할 식품	〈동물성단백질〉 돼지고기, 굴, 새우, 게(갑각류), 복어, 조개류(패구류) 〈식물성단백질〉 팥 〈탄수화물〉 보리 〈과일〉 청포도, 크랜베리 〈약재류〉 산수유, 알로에 〈기호식품, 주류〉 데킬라, 와인, 담배 〈음료〉 찬물(음용), 얼음 〈광물〉 은 〈신체활동〉 싸우나(발한), 오랜 일광욕 〈종합〉 천연황토 침구류/의복, 원적외선찜질

- 식사량이 적은 편이라 다른 체질의 정적량 식사도 수음체질에는 과식이 된다. 선천적으로 위가 작기 때문에 지속적으로 식사량이 많으면 위장을 약화시켜 위하수가 올 수 있다. 위가 쳐지는 걸 피하도록 식후 누워있는

것도 바람직하다. 정시 식사가 중요하니 끼니를 거르고 일하지 않도록 한다.

- 위는 약하지만 그러나 담즙분비가 충분해 육고기나 기름기 많은 식품을 잘 소화시킨다. 탄수화물을 소화시키는 아밀라아제 효소가 적게 분비되기 때문에 쌀밥과 같은 탄수화물 섭취를 줄이고 육고기를 충분히 먹는 것이 건강에 좋고 위장도 보호한다.

- 비장/위장에 해당하는 토(土) 기운이 가장 약한 체질인 소음인은 물을 너무 많이 마시면 몸에 아주 해롭다. 적당한 수분섭취는 정상적 생체기능을 위해 중요하니 물이 땡기는 정도에서 약간 더 챙겨마시는 정도로 한다. 특히 식사 때 수분섭취가 많으면 불편할 수 있으니 식후 따로 수분을 섭취하는 것이 좋다.

- 땀을 많이 흘릴 정도로 운동량을 늘리면 오히려 건강에 해가 되는 체질이다. 감기에 걸렸을 때도 뜨거운 목욕으로 땀을 빼면 오히려 상태가 악화된다.

- 음적인 기운이 우세한 체질이라 녹차나 보리차 같은 음적인 성질의 음료가 해롭다. 생강차, 대추차, 홍삼 등과 같은 양적인 성질의 음료가 좋다.

제7장 8체질 건강관리

(1) 심각한 건강문제를 겪는 사람은 왜 대부분 태양인인가

체인이 얼마나 강한지는 전체 체인 중에서 가장 약한 고리의 세기에 좌우된다. 다른 고리가 아무리 강해도 가장 약한 고리가 못 버티면 끊어지기 때문이다.

인간의 건강도 마찬가지다. 육류, 식용유, 가공식품, 술 등이 넘치는 현대 식단에서 가장 과부하가 걸리는 장기는 간이다. 태양인(금양체질, 금음체질)은 오장육부에서 간이 가장 낮은 서열이라 현대 음식이 가하는 과부하에 가장 취약하다. 즉 태양인은 간이라는 가장 약한 고리에 가장 큰 부담을 받기 때문에 이에 대한 대비책이 없는 경우 건강을 쉽게 잃게 된다. 8체질이야말로 태양인에게 구원인 셈이다.

		산업화 이전	산업화 이후
육고기, 식용유, 가공식품 약물		생산량이 적어 구하기 힘듦	대량생산으로 공급의 폭발적 증가
태양인 이외의 체질에 미치는 영향	식품	단백질 부족은 특히 태음인(목양체질, 목음체질) 및 소음인 수음체질에 건강문제를 야기한다.	충분한 영양공급으로 건강유지에 유리. 육류의 공급확대는 특히 육식체질인 태음인에게 유리.
	약물	약품부족은 병세를 악화시킨다.	태양인에 비해 간의 해독기능이 높아 약물치료로 인한 부작용이 적어 적절한 약물치료의 혜택이 크다.
태양인에 미치는 영향	식품	곡물과 야채 위주의 식생활로 채식체질인 태양인은 건강관리에 유리.	간의 해독기능이 약하고 담즙분비가 적은 태양인은 현대의 식단이 안 맞다.
	약물	약물 사용이 제약되니 간의 해독기능이 약한 태양인은 인체가 스스로 회복하는 자연치유의 기회가 주어져 약물부작용을 최소화한다.	약물남용으로 간의 해독기능이 약한 태양인은 타격을 받기 쉽다.

난치병환자	채식체질인 태양인은 유리한 환경으로 건강을 누렸으나 육식이 필요한 다른 체질은 건강 측면에서 불리했다.	심각한 질환을 앓는 환자들이 대부분 태양인이다

(2) 자기 전에는 배 고팠다가 자고 일어나면 왜 배고픔이 사라지나요

칼로리 제공이 안 된 공복상태에서 수면으로 몸이 에너지소모를 줄이는 상태로 적응하기 때문이다. 그런 상태라서 아침 식사량을 줄이거나 건너뛰어도 크게 공복감을 느끼지 않는다. 이런 상태에서 몸이 가볍고 머리가 맑아진 경험이 있었을 것이다. 배가 꼬르륵 소리가 날 때까지 음식을 절제하면 신체의 적응으로 인해 면역력이 강화된다.

이렇게 배가 고파도 음식물을 공급하지 않으면 이에 대응해서 인체의 대사시스템도 칼로리를 덜 소모시키는 메커니즘이 작동해서 배고픈 고비를 넘기면 곧 편안한 상태가 된다. '세상살이든 배고픔이든 고비를 잘 넘기면 곧 상태가 진정되어 쭉 편안하게 된다.'

(3) 유익함을 찾는 플러스 건강법보다 해로움을 피하는 마이너스 건강법

마이너스 건강법은 바로 위에서 언급한 소식의 유익함과 같은 맥락이다. 우리 몸은 뭔가 대단한 것을 먹는다고 건강이 획기적으로 증진되지 않는다. 뭔가 귀한 것을 섭취해 건강을 증진하겠다는 성급함보다 오장육부에 가해지는 부담을 최소화하기 위해 해로운 것을 피하는 마이너스 건강법이 효과적이다.

아무리 귀한 먹거리라도 한 번에 섭취하는 양은 매우 제한적이고 그것이 우리 몸에 주는 유익함은 매우 미미하다. 이에 비해 해로운 섭생은 그 부정적 효과가 우리 몸에 머물며 해소되기까지 시간이 걸리는데, 비유하자면, 우리 몸에 상처가 나면 아물기까지 많은 시간이 걸리는 것과 같다.

해로운 섭생을 피하는 것은 자기관리의 차원이라 쉽지 않다. 건강법을 몰라서 건강하지 못한 것이 아니라 알고도 자기관리가 힘들기 때문이다.

(4) 8체질의 자연치유 개념

허리나 어깨 통증은 대부분의 사람들이 겪는 흔한 증상이다. 아팠다가 어느날 사라지고, 다시 찾아오기도 한다.

의료계의 전통적인 주장과 달리, 한 연구에 의하면 허리통증은 영양소 결핍과 연관된다고 한다. 액체로 구성된 척추디스크의 수액 세포는 포도당이 필요한데, 포도당 부족이나 과도한 젖산은 퇴행성 변화를 촉진하여 디스크 상태를 악화시키거나 디스크의 탄성을 약화시키고, 그 결과 디스크 사이 간격이 줄거나 신경 압박으로 통증이 온다는 것이다.

그 연구자인 Dr. Brian Hammond는 "우리 몸은 어떤 것을 먹느냐로 좌우되고, 허리도 예외가 아니다(We are what we eat and the spine is no exception)"라고 말한다. 이는 섭생이 허리부실화의 원인이라는 주장과 같다. 자동차에 불량 연료를 쓰면 매연이 심하고 차가 망가지는 것처럼 사람도 체질에 해로운 식품을 먹으면 건강문제가 생긴다.

다이어트를 하는 젊은 여성들이 허리가 아프다고 하는데 그 과정을 들여다보면 역시 다이어트하느라 먹는 음식의 문제다. 체질에 해로운 섭생으로 인한 문제다.

요리할 때 주방에서 나는 냄새가 집안 곳곳에 퍼지듯 이런 상태가 지속되면 몸의 전체적인 염증상태가 높아진다. 그 결과 신체 어디든 이상이 발생할 수 있다. 허리통증도 그 중에 하나일 뿐이다. 척추 주변 근육에 염증수치가 높아지면 근육이 척추를 잘 붙잡지 못해 디스크 문제로 진행된다. 이런 상태가 방치되면 허리통증이 고질화하고 다른 부위에도 이상이 나타나는 것은 시간문제다.

이상이 발생하면 병원을 찾아 검사를 하게 된다. 병원검사로 신체 상태에 대한 여러가지 검사수치가 나오고 흔히 그것들이 병의 원인으로 지목된다. 그리고 그 상태를 개선하기 위해 약물이나 영양소가 공급된다. 그러나 이런 원인들 이전에 이러한 검사수치를 야기한 이전 단계가 있다. 이러한 이전 단계의 상태에서 병원검사를 하면 별 이상이 없다고 나온다. 비유하자면, 땅에 뿌리를 두고 있는 나무나 그 나무에서 막 가지를 꺾어 검사하면 둘 다 동일한 정상 상태로 나온다. 그러나 시간이 지나면 꺾인 가지는 시들고 부패가 시작된다. 우리 몸도 분명 불편한데도 검사에서 이상 없음이 나오는 것은 막 꺾은 나뭇가지처럼 아직 세포단위에서 이상이 진행되지 않았기 때문이다.

약 한 달 전쯤 근처공원에서 우연히 70대 남성을 만났다. 그는 현직 의사였는데 개인신상에 관한 일로 극심한 스트레스를 받아 건강이 무너져 병원근무를 못하고 집에서 쉬면서 산책 정도 하는 중이라 했다.

그에게 정신방, 장염방, 부염방을 차례로 적용했더니 그 자리에서 기적 같은 일이 일어났다. 그는 머리가 맑아지고 몸이 편해지며 "이러면 내일이라도 병원에 가서 근무할 수 있겠는데요." 라고 말했다. 실제 그로부터 2일후 병원근무를 했다.

만약 나를 만나지 않았고 그래서 그의 상태가 개선되지 않고 시간이 조금 더 흐르면 세포단위에서 이상이 발생하고 병원검사에서 최초 포착되는 시점이 병의 원인으로 지목된다. 이것이 현대의학의 한계다.

이런 경우 8체질에서는 근본원인을 이전 단계에서 찾는다. 그 이전 단계란 음양오행의 불균형이 심화된 시점이다.

그리고 더 거슬러 올라가 음양오행의 불균형을 야기한 여러 환경적인 요인을 찾는다. 섭생도 가장 주요한 원인 중 하나다. 그런데 동일한 조건이라도 체질에 따라 해가 될 수도 있고 그렇지 않을 수도 있기 때문에 이런 원인 찾기는 오직 8체질 관점에서만 가능하다.

장부의 불균형을 야기한 요인은 섭생뿐만 아니라 여러가지가 있다. 수학 방정식에서 점차 변수의 개수를 줄여가면 나머지 변수를 찾아내기가 용이한 것처럼 그 사람의 8체질을 알면 변수를 줄여나가 8체질 전문가가 아니면 누구도 찾아내지 못할 병의 근본 원인을 찾아낸다.

그 원인을 제거하고 8체질 침법과 섭생으로 장부불균형을 완화하면 몸이 스스로 회복하는 자연치유가 강력하게 작동한다.

8체질의 이런 방식 접근법은 오염된 강이 정화되어가는 과정과 유사하다.

강물에 쓰레기 등 오염원이 유입되어도 흐르는 햇빛이 물속으로 깊숙이 스며들고, 물에 산소가 섞여 강력한 정화제 겸 살균제로 작용하고, 강에서 자라는 물풀, 미생물, 물고기 같은 생물은 먹이사슬을 통해 오염물질을 정화한다.

그러나 자연적인 정화능력을 넘어선 오염물질의 유입이 지속될 때 강은 복원력을 잃고 병들게 된다. 강에 오염물질을 줄이는 일을 중단하면 강은 다시 자정과정을 거쳐 스스로 깨끗해질 수 있다. 인간의 순환계, 소화계, 면역체계도 이런 보편적인 치유 메커니즘이 작용한다. 병이 났을 때 병을 야기하는 음식물 섭취를 중단하고(8체질섭생), 치유체계를 방해하는 정신적인 요인을 해소하며, 잘못된 생활방식 및 유해 생활환경을 개선하는 식으로 치유를 촉진할 수 있다. 인체의 자연치유력을 건드리지 않는 자연요법으로 우리 몸이 스스로를 치유하게 하는 것이 8체질의 요체이자 경이로움이다.

8체질섭생만으로도 강력한 자연치유를 촉진하지만, 8체질침법 역시 자연치유를 촉진하는 데 큰 도움이 된다.

(5) 냉수샤워

	교감신경긴장체질		부교감신경긴장체질	
	태양인	소음인	태음인	소양인
냉수샤워, 수영	매우 유익	유익(수음은 보통)	해로움	보통
사우나	해로움	매우 해로움	매우 유익	유익(토음은 보통)

냉수 샤워는 피부 모공이 닫히고 땀이 배출되지 않을 때 생체기능이 좋아지는 태양인(금양체질, 금음체질)에게 가장 적합한 건강법이다. 그래서 이 체질은 덥고 땀이 나는 여름보다 선선한 계절이 건강에 더 이롭다.

이에 비해, 태음인은 피부의 모공이 열리고 땀이 잘 배출될 때 생체기능이 좋아진다. 그래서 이 체질은 덥고 땀이 나는 여름에 더 건강하다. 사우나나 온수욕이 건강에 도움이 된다.

1) 태양인과 냉수샤워

- 방이 골고루 따뜻하려면 바닥의 보일러관에 온수가 잘 순환해야 한다. 마찬가지로 건강한 사람은 혈액순환이 원활하기 때문에 수족냉증이 없다. 건강에 문제가 생기면 혈액순환이 원활하지 않아 수족냉증이 온다. 현대인의 식단에 육고기, 식용유, 공식품이 풍부해지면서 이런 식품에 취약한 태양인(금양체질, 금음체질)이 주로 건강문제를 겪게 된다. 따라서 수족냉증을 겪고 있는 사람은 대부분 태양인이다.

  냉수샤워는 태양인이 건강을 회복해 냉증을 개선하는데 매우 효과적이다. '냉수욕이 건강회복에 가장 큰 도움이 되었다'가 태양인의 공통된 반응이다.

- 건강이 극도로 악화되어 찬물 사용이 힘들면 먼저 대야에 따뜻한

물을 넣고 손으로 발을 잘 주물러주면 혈액순환이 촉진되어 몸에 온기가 도는데 이때 미지근한 물을 사용하되 끝 마무리라도 찬물로 하도록 한다. 머리를 말릴 때는 온풍 대신 냉풍을 사용한다.

- 컨디션이 저조하거나 상체에 상열감이 들 때 냉수샤워를 하면 몸이 생기를 찾고 수면의 질도 향상된다.

2) 냉수샤워 방법

- 상체 → 하체 순서가 무난하다.

- 추위로 내키지 않을 때는 운동과 같은 신체적 활동으로 몸이 데워졌을 때 하는 것이 좋다. 혹은 마른 수건을 말아서 전신을 마찰시키는 건포마사지도 몸을 데우는데 좋고, 더불어 혈자리를 자극해서 생체기능을 높이는 효과도 있다.

- 혹은 상체만 냉수샤워를 하는 것도 좋다. 발을 벌리고 상체를 아래로 젖히고 샤워호스 물을 뿌리면서 반대 손바닥으로 상체를 마찰시켜준다. 이렇게 하면 하체에 몸의 열이 유지되어 별로 추위를 느끼지 않는다.

  이렇게 상체 냉수샤워를 마친김에 이어서 하의를 벗고 짧은 시간에 하체를 마저 하는 것도 처음부터 전신을 한다는 심리적 저항감을 줄여주기 때문에 좋은 요령이다.

- 찬물로 샤워를 마치고 나면 생체기능이 활발해지기 때문에 예상과 달리 몸이 훈훈함을 느끼고 개운한 느낌이 든다. 기온이 낮다면 이 때 춥지 않다고 방심하지 말고 체온유지를 위해 옷을 든든히 입는 것이 좋다. 냉수샤워를 자주 하다 보면 몸이 적응되어 실천하기가 점차 용이해진다.

3) 냉수샤워 체험담

- 사례 1:

  한여름에도 오리털 이불을 덥고 잤어요. 찬물은 언감생심이라 뜨거운 물로만 목욕을 했는데, 꾸준히 냉수마찰을 했더니 몸이 따뜻해져 오리털 이불을 치우고 이제는 얇은 이불로 배만 덥고 자고 있어요.

- 사례 2:

  늘 온수샤워를 하고, 한여름 계곡에 가도 발도 못 담궜는데 냉수 샤워를 며칠 했더니 힘이 솟고 몸에 온기가 돌아요.

- 사례 3:

  몸이 차서 항상 뜨거울 정도의 물로 샤워를 했는데, 냉수욕하고 반응을 보면 체질을 알 수 있다길래 냉수욕을 해봤습니다. 샤워 후 몸이 너무 개운하고 편안한 정도의 온기가 느껴졌습니다. 놀 랍네요!! 항상 뜨거운 물로 샤워해도 발이 금세 차가워졌는데.

- 사례 4:

  냉방병으로 피부가 차가워 팔에 살이 닿으면 상대가 시원하다고 말할 정도였는데 냉수욕으로 팔이 따뜻해졌어요.

- 사례 5:

  여태 소음인으로 알았는데 태양인 금음체질이라 해서 놀랐어요. 냉수욕이 좋다고 해서 오늘 처음 시도했는데… 세상에 발끝에 온기가 느껴지는 거 있죠. 제 생각에 찬물이 닿았으니 발이 차가 워야 하는데 말이죠. 그리고 코감기까지는 아니고 훌쩍거리는 정도였는데 그것도 없어졌어요. 오늘 진짜 신기한 경험했네요.

- 사례 6:

  1997년 아시아 금융위기 당시 간암으로 3개월 시한부 삶을 선고 받은 A씨는 투병과정에서 3년간 산에서 내려오는 찬물로 냉수 욕을 했다 한다. 24년이 흐른 2022년 5월 현재 그는 건강한 몸 으로 농장을 운영하고 있다. 그 당시 그는 자신의 체질을 몰랐지 만 운 좋게 자신의 체질에 맞는 섭생을 했던 덕에 회복할 수 있 었다. 필자가 감별해보니 그는 태양인 금음체질이었다.

- 사례 7:

  냉수샤워와 음식반응을 통해 자신의 체질을 스스로 감별한 사례

  저는 추위를 질 버티지 못해 항시 온수샤워를 했습니다. 피부는 항시 건조하고 몸에 힘이 없었습니다. 어느날 돼지고기를 먹었 는데 몸이 아프고 감기까지 걸렸습니다. 저의 체질을 알아보려 고 소음인 식품을 먹었는데 몸이 불편했습니다. 그래서 저는 제

가 소음인이 아니라고 판단했습니다. 이번에는 냉수샤워를 하고 음식도 태양인에 맞는 것을 먹었습니다. 놀랍게도 두통이 사라지고 열도 내렸고 더 이상 춥지도 않았습니다. 저는 평생 속이 불편함을 겪었는데 냉수샤워를 했더니 속이 편안했습니다. 이렇게 해서 마침내 제가 태양인이란 것을 확신했습니다.

4) 사우나 및 고온욕의 부작용

아래는 태양인(금양체질, 금음체질) 및 소음인((수양체질, 수음체질))이 겪은 사우나 및 고온 목욕의 부작용 사례이다. 태양인의 경우 쇠고기를 먹고 사우나까지 하고 쓰러지는 사례도 있다.

- 사례 1

질문:

저는 빈속에 고온욕을 하면 어지럽고 몸에서 힘이 쫙 빠져나간 느낌이고, 어떤 땐 토하기도 해요. 거의 쓰러지기 직전까지 가서 겨우 서있어요. 토하고 나서 좀 누워있어야 겨우 회복해요. 알아보니 미주신경성 실신이라 라고 하던데, 저는 이런 경우를 여러 번 겪었어요. 왜 이런 일이 생기는 건가요?

답변:

이는 태양인과 소음인에게 발생할 수 있는데, 이 체질에는 사우나나 오랜 시간 하는 뜨거운 목욕이 해롭습니다. 가능하면 몸의 온도를 낮춰서 하고, 온수나 미지근한 물을 사용하는 경우 마무리는 찬물로 하는 것이 좋습니다.

- 사례 2 & 3

사례 2:

사우나를 하고 나면 광대뼈 가장자리가 항상 빨개지고 약간 아파요. 왜 그런가요?

사례 3:

욕조의 뜨거운 물에 들어가면 1분만에 몸이 가렵고 머리가 아픕니다. 왜 그런 건가요?

사례 2 및 3에 대한 답변:

태양인과 소음인에게는 사우나나 오랜 시간 하는 뜨거운 목욕이 해롭습니다. 가능하면 물의 온도를 낮춰서 하고, 온수나 미지근한 물을 사용하는 경우 마무리는 찬물로 하는 것이 좋습니다.

- 사례 4 사우나 중의 호흡곤란

질문:

제 남자친구는 숨이 막힌다고 사우나실에 오래 있지 못합니다. 그러나 제가 사우나를 좋아해서 함께 자주 가곤했습니다. 오늘 사우나실에서 남자친구는 옆으로 누워있고 저는 앉아서 서로 얘기를 나눴어요. 그런데 갑자기 그가 말문이 막히고 호흡이 이상해졌어요. 눈이 풀리고 일어나질 못하는 것이에요. 그를 사우나실에서 데리고 나왔는데 힘을 흘리고 호흡곤란을 겪었습니다. 이것이 무슨 증상인가요?

답변:

이런 증상은 주로 소음인 수양체질에 발생합니다. 수양체질은 지나치게 땀을 많이 흘리면 기력이 약해지기 때문입니다. 무서운 여름 햇빛 아래서 오래 서 있으면 식은땀을 흘리며 쓰러지는 경우 이 체질일 가능성이 가장 높습니다.

(6) 아토피성 피부염(Atopic dermatitis)

아토피는 주로 금양체질에 발생한다. 이 체질은 간의 해독기능과 신장의 노폐물 여과기능이 다른 체질에 비해 상대적으로 약해 체질에 해로운 식품을 즐기게 되면 인체의 염증수치가 높아지는데다 가장 양적인 체질이라 생체기능의 저하가 피부 이상으로 표출된다. 물론 다른 체질도 생체기능이 급격히 저하되면 몸이 제 기능을 하지 못해 아토피가 발생할 수 있긴 하다.

아이가 아토피가 발생한다면 엄마와 그 아이가 깉은 금양체질일 가능성이 높다. 엄마는 모든 음식을 장만하고 아이와 가장 밀접하게 접촉하기 때문에 체질이 같은 경우 장부의 불균형이 심화될 수 있기 때문이다. 그럴 경우 엄마가 음식을 장만할 때 고무장갑을 사용해 손의 진액이 음식에 스며들지 않도록 하는 것이 좋다.

아이와 엄마가 같은 금양체질이라도 아빠나 다른 가족 구성이 목(木)과 수(水) 기운이 강한 체질이면 금양체질의 약한 목(木)과 수(水) 기운을 보완해주기 때문에 건강을 누릴 수 있다.

아토피의 증상만 약물로 일시적으로 억누르는 현대의학과 달리 8체질의학은 위와 같은 독특한 상황을 고려해 체질에 맞는 섭생과 침법으로 면역력을 높여 인체가 스스로 회복하는 식의 자연치유를 촉진하기 때문에 어떤 부작용도 없다. 아래는 태양인의 피부질환 사례를 정리한 것이다.

금양체질의 경우 이런 피부질환에 대한 모범답안은 다음과 같다

1) 상체로 열이 쏠려 얼굴이 화끈거리고 피부트러블 등 총체적 난국입니다

질문:

20대 중반 남성입니다. 수 년 전부터 열이 상체로 쏠리기 시작했는데 갈수록 심해집니다. 얼굴이 달아오르고 피부트러블이 생겨 가라앉지 않아 마음이 심란하고 총체적 난국이네요. 온도에 상관없이 가만히 있어도 등부터 얼굴까지 화끈거릴 때도 많습니다.

답변:

금양체질 섭생표를 참고해서 식생활을 개선하세요. 사우나나 뜨거운 물 목욕은 질문자님의 체질에 해롭습니다. 찬물로 샤워를 하고, 이것이 어렵다면 미지근한 물을 사용하되 찬물로 마무리하는 것이 좋습니다.

질문:

오늘 샤워할 때 찬물로 마무리했어요. 평소와는 달리 상열감이 없고 얼굴도 시원합니다. 저는 여태껏 제가 태음인인줄 알았어

요. 냉수욕이 효과가 있다는 것은 제가 태양인이라는 의미인가요?

답변:

예, 질문자님은 태양인입니다. 정확히는 태양인 금양체질입니다. 감식초를 시원한 물에 타서 마시면 건강에 큰 도움이 될 것입니다. 감식초물을 입에 머금고 우물거려 침으로 중화시켜 삼키는 식으로 마시세요.

지루성 두피염이 있는 경우 다음과 같이 증상을 개선할 수 있다. 머리를 찬물에 감고, 희석된 식초 물로 헹구고, 다시 찬물로 헹구세요. 사과식초, 현미식초와 같은 체질에 맞지 않는 식초라도 헹구는데 사용하는 한 문제가 되지 않습니다.

2) 두드러기

- 사례 1

질문:

두 달 전부터 두드러기가 나기 시작했는데 바로 치료를 받은 덕분에 증상이 빠르게 사라졌어요. 그러나 약 한 달 후 증상이 재발했는데 전보다 훨씬 더 악화되었습니다. 제 건강에 이상이 있는 것 같아요. 피부과 치료를 한 번 더 받아야 할까요?

답변:

여름철 주전자 안에 찬물을 넣으면 표면에 물방울이 맺히는데, 그 물방울을 닦아내도 다시 맺힙니다. 물방울이 맺히는 현상은 표면에 나타나지만 근본 원인은 주전자 안에 있기 때문이죠.

주전자 표면에 물방울을 닦아내듯이 현대의학에서는 피부의 두드러기 증상만 약물로 임시적으로 다스리고 그 두드러기를 야기한 근본적인 원인은 치료 대상이 아닙니다. 따라서 주전자 표면에 물방울이 다시 맺히듯이 피부의 두드러기가 다시 나타납니다.

얼마 전 제가 상담한 분 중에 과거에 질문자님과 같은 사례를 겪은 분이 있습니다. 그분은 태양인 금양체질입니다. 수년 전 옻닭을 먹고 두드러기가 심하게 나서 병원에 가서 스테로이드 약을 처방받아 사용했습니다. 3년간 여러 병원을 전전했는데 약을 사용할 때는 가라앉았지만 사용을 중단하면 다시 두드러기가 심해졌습니다. 그래서 스테로이드 약을 중단하고 감식초를 먹었더니 나았다 합니다.

감식초는 간을 보하고 성질이 냉해서 태양인에게 잘 맞습니다. 감식초가 그분의 면역력을 높였고 덕분에 생체기능이 활발해지면서 몸이 스스로 회복하는 자연치유가 가능했던 것입니다.

감식초로 역류성식도염이 나은 사례도 있습니다. 어떤 분이 2년 전부터 밥을 많이 먹거나 먹는 도중 커피나 탄산음료를 먹으면 어김없이 구토를 했습니다. 해외 직구로 값비싼 것을 사먹어도 마찬가지였습니다. 근데 역류성식도염을 검색하다가 '식초를 물에 타먹고 고쳤다'는 댓글을 읽었습니다. 이후 그분도 식초를 아침, 저녁 물 1컵에 한 숟갈 정도씩 3주 정도 마셨는데 거짓말같이 역류성식도염이 나았습니다.

약성도 없고 별다른 영양소가 없는 감식초가 무슨 만병통치약입니까? 그렇지는 않죠. 이런 감식초가 체질에 맞지 않으면 오히려 증상을 악화시키고 건강을 해칩니다. 사람의 생명을 작동시키는 힘은 약성, 영양소만이 아니고 음양오행이라는 보이지 않는 기운도 관여됩니다. 음양오행의 기운은 체질에 따라 서열이 다르고 그 음양오행 중에서 자신에게 약한 기운을 식품을 통해 보하면 몸의 면역력이 높아져 강한 자연치유가 작동합니다. 즉 사람의 약재나 먹거리의 선택에서 약성과 영양소보다 음양오행의 기운을 우선시해서 선택하면 부차적인 약성과 영양소는 저절로 충족되는 것이죠.

우리 몸은 각 부위가 사로 밀접히 상호작용하기 때문에 한 덩어리와 같습니다. 면역력은 신체 전체에 작용하고 이 힘이 약화되면 몸 전체에 영향이 미치기 때문에 특정 부위가 먼저 이상이 나타나는 것일 뿐 순차적으로 전체 부위로 확대되는 것은 시간의 문제입니다. 감식초로 여러 가지 증세가 치료되는 것도 같은 원리입니다. 즉 감식초가 약한 간을 보하고 양적으로 치우친 상태를 음의 기운으로 보완해주기 때문에 면역력을 높여 모든 증상에 만병통치약처럼 작용하는 것입니다. 감식초만 이런 식으로 작용하는 것이 아니고 모든 체질식품이 이런 식으로 몸에 작용합니다.

- **사례 2**

질문:

캐모마일 허브차를 마신 지 3시간 정도 지났을 때 온몸이 가렵고 두드러기가 심합니다. 원인이 무엇인가요?

답변:

캐모마일은 국화과에 속하는 식물로 태양인에 해롭습니다. 감식초를 시원한 물에 타서 마시면 증상 완화에 도움이 됩니다.

사례 3 & 4: 금양체질에 해로운 식품의 과다섭취로 인한 두드러기

사례 3:

어느 날 한쪽 팔에 두드러기가 났는데, 점점 심해져 잠을 잘 수 없을 정도가 되었습니다. 피부과 약을 한 달 정도 복용하고 가라앉았습니다. 그리고 한 달 후, 같은 부위에 같은 증상이 다시 나타났습니다. 왜 그런지 이유를 모르겠습니다. 그동안 특별히 음식이 바뀐 것은 없고 다만 튀김식품은 아주 많이 먹었습니다. 두드러기는 팔에만 나타납니다. 너무 고통스럽습니다.

사례 4:

저는 최근에 육고기를 아주 많이 먹었습니다. 고기를 많이 먹으면 두드러기가 나나요? 전에도 고기를 많이 먹는 적이 있었지만 아무렇지 않았습니다. 이번에는 이렇게 갑자기 얼굴과 다리에 두드러기나 나네요. 고통스러워 미치겠습니다.

사례 3 및 4에 대한 답변:

육류, 기름기 많은 식품, 튀긴 식품, 화학첨가물이 많이 함유된 가공식품, 트랜스지방으로 처리된 식품은 간이 약한 태양인(금양체질, 금음체질) 에게 특히 해롭습니다. 금양체질의 경우 이런 식품을 섭취하면 피부 두드러기로 이상 증세가 나타나는 경우가 많습니다.

- 사례 5: 인삼/홍삼으로 인한 두드러기

질문:

> 홍삼을 복용하고 두드러기가 생길 수 있나요? 저는 땀을 많이 흘리는 편인데 몸에 열이 많다는 진단을 받았습니다. 홍삼을 복용했더니 땀이 많이 나면서 등과 몸에 두드러기가 많이 납니다.

답변:

> 양적인 체질인 태양인(금양체질, 금음체질) 및 소양인(토양체질, 토 음체질)에게 양적인 성질의 인삼/홍삼은 해롭습니다. 이 네 체질 중에서 양적인 기운이 덜한 금음체질은 단기적으로는 부작용이 잘 나타나지 않고 장복했을 경우 부작용이 나타나는 경우가 많습니다. 부작용이 나타나는 형태는 체질에 따라 다릅니다. 금양체질의 경우 두드러기로 나타나는 경우도 있습니다.

> 홍삼 섭취를 중단하고, 찬물 샤워를 하고(어려우면 미지근한 물로 하되 마무리만이라도 찬물로 한다), 감식초를 시원한 물에 타서 입에서 우물거리는 식으로 침으로 중화시켜 마시면 증상이 가라앉을 것입니다.

3) 새집증후군으로 인한 아토피

새 아파트에 입주한 후 금양체질의 6세 아이가 온몸에 아토피가 발생했다. 지은지 10년이 넘은 집으로 이사했더니 아이의 아토피가 사라졌다. 그러던 아이가 유치원에 진학하고 나서 초여름부터 다시 아토피가 생겼다. 유치원 실내 인테리어나 체질에 맞지 않는 급식 등이 원인인 것으로 추정된다.

4) 섬유와 8체질

자율신경 타입에 따른 섭생표

	교감신경긴장체질		부교감신경긴장체질	
	태양인	소음인	태음인	소양인
천연쪽염색면섬유	유익함	해로움		
천연황토염색면섬유	해로움	유익함		
삼베(대마)섬유 (대마는 양적인 성질)	해로움(태양인은 양적 체질이기 때문)	유익함(소음인은 음적 체질이기 때문)	유익함(태음인은 음적 체질이기 때문)	해로움(소양인은 양적 체질이기 때문)

위의 표와 같이 섬유에 따라 유익하냐 여부는 체질에 달렸다. 특히 피부에 접촉하는 이불, 속옷, 양말은 건강에 더 밀접한 영향을 미친다.

사람의 건강은 발바닥에 잘 나타난다. 건강 상태가 좋을수록 발바닥이 매끄럽다. 특히 현대음식이 체질에 안 맞는 태양인은 발에 나타나는 건강신호에 신경을 많이 써야 한다. 태양인의 발 건강에 쪽염색발가락 양말이 매우 유익하다.

발가락 사이가 너무 붙어있으면 건강에 좋지 않다. 이런 점에 착안해 거즈를 둘둘 말아서 발가락 사이 30분 정도 끼워두면 피로회복 및 건강증진효과가 있다. 천연쪽염색발가락면양발은 발가락 사이의 틈을 확보하고 쪽염색의 약성 효과 때문에 건강에 매우 유익하다. 다만 시중에는 저질의 쪽염색원료도 수입되기 때문에 주의해야 한다.

발가락 건강이 중요한 이유는 굳은살, 변형, 무좀 등이 있으면 혈액순환이 저해되어 건강에

악영향을 미치기 때문이다.

50대 후반의 한 남성은 어린시절부터 20대까지 아토피를 심하게 앓았고 특히 발가락에 심한 통증을 겪있다. 이러한 증상은 천연쪽염색발가락면양말과 천연쪽염색면속옷을 사용하고부터 사라졌다. 그는 현재 쪽염색 관련 일을 하고 있다.

코로나19로 인해 마스크 착용이 일상이 되었다. 태양인, 소음인이라면 천연쪽염색면마스크가 피부보호에 큰 도움이 된다.

(7) 식초

식초가 유익하냐 여부는 어떤 재료를 사용했냐에 달렸다. 재료가 체질에 맞아야 식초도 체질에 맞다. 그러나 재료가 체질에 맞지 않아도 식초의 신맛 자체는 간을 보하기 때문에 물에 타서 마시는 식이 아니라 음식에 소량 첨가하는 식이라면 어떤 식초라도 상관없다.

그러나 태음인은 간이 오장육부에서 가장 상위 서열이라 식초 재료가 맞더라도 식초는 간을 보하기 때문에 식초음료를 마시지 않는 것이 좋다.

입술은 위에 대응된다. 입술이 문제라면 위가 불편하다는 의미다. 입술이 터서 시리다는

금음체질에게 메밀식초, 감식초, 와송식초를 섞어 물에 타줬더니 다음날 입술이 아물었다.

- 메밀식초

  메밀은 매우 음적인 성질이라 양적인 기운이 우세한 태양인(금양체질, 금음체질) 및 소양인(토양체질, 토음체질)에게 매우 유익하다. 특히 메밀식초는 간이 약한 태양인에게 아주 유익하다. 하나 요양병원 정요한 한의사는 간암 환자의 악성 복수를 메밀식초로 1주일 만에 모두 빼냈다 한다.

- 산죽식초

  산죽식초는 금양체질에만 유익하다. 췌장암 말기 환자가 체질섭생과 더불어 산죽식초를 복용하고 회복한 사례도 있다.

(8) 김치(Kimchi)

김치는 어떤 주원료를 사용했느냐에 따라 여러가지 종류로 나뉜다. 여기에서는 배추김치만 언급한다.

포털에서 '김치 코로나19'로 검색하면 김치가 코로나9를 극복하는 데 효과적이라는 많은 연구결과가 검색된다.

배추김치의 특성

주요 특징	– 김치는 모든 한국인이 즐기는 으뜸 식품이다. 특히 채식 체질의 태양인에게 잘 발효된 김치는 가장 이상적인 식품이다. – 신맛은 간을 보하기 때문에 태양인에게는 잘 발효될수록 유익하고, 태음인은 막 담은 김치를 선호하는 편이다. – 양적인 기운이 강한 태양인 및 소양인에게는 양적 성질인 고추가루, 생강 등과 같은 열성 향신료를 적게 넣을수록 좋고, 태음인 및 소음인은 많이 넣을수록 좋다. 이러한 면에서 볼 때 독일식 김치인 사우어크라우트(sauerkraut: 양배추가 주원료로서 한국 김치처럼 락토발효과정을 거침)는 태양인 및 소양인에게 맞다.
김치 활용	– 다양한 재료가 들어가는 잘 익은 배추김치에 쌀밥만 먹어도 태양인은 건강관리에 부족함이 없다. 이는 초식동물인 소가 풀만 먹고도 우람한 근육질에 엄청난 힘을 갖는 것과 같다. 그러나 산업화가 불러온 도시화로 인해 인스턴트 식품이 주를 이루면서 태양인은 건강관리에 심각한 위협을 받고 있다. 포도당과 흰쌀밥은 태양인의 두뇌 및 근육활동을 촉발하는 생체기능에 필수적인 대표 영양소이다. 태음인에게는 설탕과 밀가루빵이 이런 역할을 한다. 이런 이유 때문에 태음인들은 흰쌀밥을 많이 먹으면 생체기능이 저하되어 지방을 축적해 체중이 불어나기 쉽다. 태양인들에게는 설탕과 밀가루빵이 해롭기 때문에 비만의 원인이 된다. – 김치를 담을 때 사용하는 양념에는 발효를 촉진하고 영양을 제공하기 위한 다양한 재료가 들어가기 때문에 김치만으로도 모든 요리 재료를 대신할 수 있다. 김치를 이용해 각종 국거리를 만들 수 있다. 생선찌개도 김치 한 가지면 충분하다. 너무 고추가루가 많이 들어간 김치라면 태양인은 물에 약간 헹궈 고추가루를 줄이는 것이 좋다.

기타	– 인위적으로 발효를 촉진하기 위한 촉매제를 첨가하지 않고 고품질의 자연 발효 김치를 담기 위해서는 다음 조건을 충족하는 것이 바람직하다. ① 품질 좋은 전통 항아리를 사용한다. ② 품질 좋은 천일염을 사용한다. 배추를 소금에 절이는 과정에서 수입산 소금이나 정제소금을 사용하면 김치의 발효가 잘 안 되고 쉽게 물러져서 오래 보관할 수 없고 맛도 없다. ③ 고급 양념 재료를 사용한다.

(9) 시중의 건강음료를 조심하세요

천연재료만 사용했다는 건강기능식품도 자세히 보면 주원료 외에 다른 약재를 첨가하는데, 체질에 안 맞는 사람은 효과가 없거나 부작용을 겪을 수 있기 때문에 이를 완충하기 위해 첨가하는 것이다. 이렇게 첨가된 비체질 약재가 가하는 부정적 효과는 간에 누적된다.

이로운 성분이 주는 효능은 제한적임에 비해 해로운 성분은 소량이라도 이를 처리하기 위해 간과 신장에 과부하를 주고 이렇게 누적되면 결국 인체는 타격을 받게 마련이다. 특히 태양인의 입장에서는 간과 신장이라는 한정된 자원이 서서히 소모되어가는 측면에서 주목해야 한다.

- **사례 1:**

가시오가피가 잘 맞는 태양인이 유기농가게서 구입한 엑기스를 마시고 속이 쓰렸다. 부재료로 소량 첨가된 비체질 약재가 문제였다.

- **사례 2:**

콜라겐이 좋다고 해서 소껍데기에서 추출된 우피(牛皮), 돼지껍데기에서 추출된 돈피(豚皮)유래 성분의 콜라겐을 먹고 문제가 된 사례인데, 태양인은 생선에서 추출된 피쉬 저분자콜라겐이 맞다. 해로운 쇠고기 성분이니 인두염이 발생한 것이다.

결론적으로, 내가 직접 만들어 먹는 것이 아니라면, 혹은 구입했더라도 체질에 맞는 단일 자연원료로 만든 것이 아니라면 태양인에는 장기적으로 간에 부담을 주고 이로 인해 면역력을 해친다.

소시호탕(원료: 시호, 황금, 인삼, 반하, 감초, 생강, 대조 등), 공진단(원료: 사향, 녹용, 산수유, 당귀 등)도 이런 맥락에서 봐야 한다. 소시호탕, 공진단의 원료들은 약성을 가졌으니 약은 약이다. 비체질 보약이라도 약성이 있으니 당장은 효과를 보는 사람도 있다. 다만 소량이기 때문에 부정적 효과는 당장 드러나지 않는다. 마약(모르핀, 코카인, 아편, 마리화나)도 미량은 의료계에서 치료용으로 사용되고, 경이로운 효과가 있다. 그러나 그 효과는 반짝 효과일 뿐이다. 체질에 맞지 않는 약재의 성분은 복용이 지속되면서 인체에 가하는 부담도 누적된다.

건강을 유지하기 위해서는, 놀라운 효능이 있는 성분을 섭취하는 것보다 해로운 성분을 피하는 것이 더 효과적이다. 생수가 가장 안전하고 유익한 음료이다.

영국 과학잡지 New Scientist는 2006년 8월호에서 "비타민제는 실험실 안에선 강력한 항산화 작용을 하지만 사람 몸 안에 들어가면 오히려 건강을 해치기도 한다"라고 보도했다. 음식 속 천연 비타민과 달리 인공 제조된 비타민 보충제가 오히려 병을 부른다는 것이다.

덴마크 코펜하겐 대학병원 연구팀은 2007년 3월 1일자 미국의학협회지(JAMA)에 비타민의 효능을 정면으로 부정하는 논문을 발표했다. 비타민A·E, 베타카로틴, 셀레늄 등 항산화 비타민은 유해한 활성 산소를 억제하고 심장 질환에 좋다는 게 상식이었으나, 연구팀은 비타민의 수명 연장 효과가 전혀 확인되지 않았다고 설명했다. 또 심상병에 탁월한 것으로 알려진 셀레늄도 전혀 의학적 효과가 없는 것으로 나타났다. 합성비타민제가 오히려 수명을 단축시킨다는 충격적인 이 주장은 코펜하겐 쇼크로 불린다.

(10) 암환자의 암억제약물 복용 여부

8체질 감별과정에서, 여성호르몬제 혹은 태반주사로 인해 유방암이 온 태양인 금양체질 두 명, 스트레스로 유방암이 온 태양인 금음체질 한 명을 만났다. 이 분 중 금음체질 유방암 여성이 항암치료 후 암전이 억제를 위해 타목시펜(Tamoxifen)이라는 약을 5~10년 복용해야 한다며 과연 이 약을 먹어야 하는지 내게 묻는다. 생명이 걸린 질문이다. 이에 대한 답을 찾기 위해 아래 두 가지 사례를 소개한다.

- **사례 1:**

50대 후반의 여성은 남편이 의사인데, 4년 전 유방암으로 수술하고 항암치료를 거쳤는데 타목시펜을 먹지 않고도 건강관리를 잘 해서 암수술 이전보다 더 건강을 누리고 있다. '당신의 딸이 암이라면 타목시펜을 권하겠느냐'라는 질문에 대한 답을 읽고 타목시펜을 먹지 않기로 결정했다. 이 여성은 8체질을 모르고도 운 좋게 자신의 체질에 맞게 섭생하고 천연식초를 복용해 효과를 봤지만, 모든 환자가 이런 식으로 잘 관리할 여건이 되는 것은 아닐 것이다. 체질감별 결과 이 여성은 태양인 금양체질이었다.

- **사례 2:**

한 남성이 대장암 3기에 수술을 받고 화학요법은 받지 않았다. 완치된 지 10년이 지났고, 현재 건강하게 생활하고 있다.

정확한 8체질 감별에 따라 체질섭생을 잘 지킨다면 위의 사례와 같이 긍정적인 결과를 얻으리라 믿는다.

(11) 밀과 백미

	백미	밀	포도당(glucose, dextrose)	설탕(sugar, sucrose)
금양체질	매우 유익함	해로움	유익함	해로움
금음체질	매우 유익함	해로움	유익함	해로움
목양체질	유익함	매우 유익함	매우 해로움	유익함
목음체질	유익함	매우 유익함	매우 해로움	유익함
토양체질	유익함	유익함	유익함	유익함
토음체질	유익함	보통(가능하면 섭취 최소화)	유익함	보통(가능하면 섭취 최소화)
수양체질	유익함	보통(가능하면 섭취 최소화)	보통(가능하면 섭취 최소화)	보통(가능하면 섭취 최소화)
수음체질	유익함	유익함	해로움	유익함

태양인(금양체질, 금음체질)이 독감이나 심한 피로감이 있을 때 포도당주사를 맞으면 금세 증세가 완화되고 컨디션이 회복된다. 포도당은 간에 기운을 줘서 태양인의 생체기능을 끌어올리기 때문이다.

필자가 20대 후반에 한국쓰리엠에 재직할 때 여름철에 상한 게장을 먹고 직원들 일부가 배탈이 났다. 다른 직원들은 그리 심하지 않았지만 필자는 유독 심해 병원에 가서 포도당주사를 맞았고 얼마 지나지 않아 언제 그랬냐는 듯이 자리를 털고 일어나 사무실에 돌아와 근무했다. 필자는 오장육부에서 간이 가장 낮은 서열인 태양인이고 그 당시 간의 상태가 좋지 않았기 때문에 식중독 증세가 심했는데, 포도당주사로 인해 간이 기운을 받아 쉽게 회복한 것이다.

백미는 탄수화물이 주성분이고, 대사를 거쳐 포도당으로 전환되기 때문에 태양인에게 매우 유익한 식품이다. 그러나 오장육부에서 간이 가장 높은 서열인 태음인(목양체질, 목음체질)는 섭취를 제한하는 것이 바람직하다. 태음인이 백미섭취를 많이 하면 강한 간이 더 기운을 받아 음양오행의 불균형이 심화되어 생체기능이 떨어지고 그 결과 지방분해능력도 떨어져 체중증가의 원인이 된다. 따라서 태음인은 백미섭취를 줄이고 대신 부족량을 밀 식품으로 보충하는 것이 바람직하다.

백미는 섭취하고 대사를 거쳐 포도당으로 전환되기 때문에 서서히 흡수되는데 비해, 포도당링거는 바로 혈관으로 투입되기 때문에 즉각적으로 간을 극도로 보해 태음인 목양체질의 경우 심하면 생체기능이 정지되어 목숨을 잃기도 한다. 즉 독성이 아닌 음양오행의 극심한 불균형으로 야기된 상황이다.

병원에서 사소한 수술을 하다가 환자가 갑자기 심정지를 겪고 사망한 경우는 현대의학으로

원인을 밝히지 못하지만 8체질로 볼 때 이런 생체 메커니즘 때문에 발생한 의료사고인 것이다.

'밀가루는 완벽한 만성 독약이다. 머리부터 발끝까지 건강을 해친다'라고 윌리엄 데이비스 박사가 주장했다. 데이비스 박사뿐 아니라 밀가루가 해롭다는 글은 세상에 가득 하다. 암환자에게 의사는 빵, 라면, 국수를 당장 끊어라 한다. 전에 CNN에서 미국 어떤 박사가 나와 밀가루가 모든 만병의 근원이라는 무시시한 연구결과를 발표했다. 그러나 이런 주장은 '채소가 좋고 고기가 만병의 원인이다'라는 이상구 박사의 주장과 마찬가지로 현대의학의 프레임에 갇힌 편견이다.

영양학적으로 밀은 우수한 곡물이고, 밀가루는 지난 1만년 동안 인류의 중요한 식량으로 식단을 차지해왔다. 문제는 밀 자체보다 우리 식탁에 오르기까지의 과정에 있다.

문제의 시작은 1980년대부터 유전자변형 밀이 등장하면서부터다. 기계화로 대규모 경작을 하다 보니 동일한 시기에 수확을 하기 위해 인체에 해가 되는 수확촉진제도 사용하기 시작했다. 밀을 수확해 기업이 대규모로 밀가루를 제조할 때 건조 및 처리 공정상에서 공간절약, 시간단축, 변질방지를 위하여 화학처리를 하게 된다. 그리고 빵을

만드는 과정에서 감미료, 방부제, 연화제, 설탕, 소금, 기름 등 각종 첨가제가 추가된다. 이런 밀가루 식품이라면 도대체 어떤 체질에 유익하겠는가? 음식의 재료가 체질에 유익하냐 여부를 떠나 가공된 인스턴트 식품은 대체로 모든 체질에 득이 안 된다. 무슨 좋은 원료가 들어갔냐는 중요하지 않다. 좋은 원료가 주는 유익함은 잠시지만 미량 포함이라도 불량한 재료가 가하는 데미지는 오래도록 몸에 상처를 남긴다. 전국규모 체인 제과점을 지방에서 운영하던 자매가 바빠서 빵으로 자주 끼니를 때우다가 둘 다 난소암에 걸렸다는 얘기를 들은 적이 있다. 부두 벌크선에서 밀가루 하역작업을 하던 인부가 사망한 사례도 있었다. 식품은 시간이 지나면 상해야 자연스러운데 수입 밀가루를 병에 담아둬도 부패하지 않고 그대로 유지된다.

수입밀과 달리 국산밀은 상대적으로 안전한 편이다. 오장육부의 장부배열상 폐/대장이 약한 태음인(목양체질, 목음체질)과 소음인 수음체질, 그리고 소양인 토양체질에 매우 좋은 식품이다. 폐/대장이 강한 태양인은 밀가루가 장부의 불균형을 더 심화시킨다. 그러나 술이 태양인에게 해롭지만 술 잘 마시는 태양인도 있듯이 태양인이나 소음인 수양체질도 글루텐을 처리할 수만 있으면 소량은 괜찮으리라 생각한다. 소화가 힘든 정제된 밀가루가 아니고 통째로 빠은 통밀가루가 권장된다.

'밀가루는 완벽한 독약이다'라는 주장이 8체질 프레임에서 보면 국산밀이라면 태음인과 소양인, 소음인 수음체질에는 유익한 식품으로 권장된다.

(12) 유근피

　유근피는 천연항생제로 어지간한 염증은 물론 암을 치료하는데도 탁월한 효능이 있다. 약재로는 드물게 체질에 상관없이 쓸 수 있고, 독성과 내성이 없다는 점이 장점이다.

　인산 선생이 묘향산에 은거할 때 그 마을 사람들은 유별나게 건강하고 병 없이 오래 사는 것을 보고 관찰한 결과 느릅나무 껍질과 그 뿌리의 껍질인 유근피를 늘 먹는다는 것을 알았다. 그들은 유근피를 떡 만들 때도 넣고, 국수를 만들 때도 넣었다. 그 때문인지 마을사람들은 상처가 나도 덧나거나 곪지 않았으며, 난치병은 물론 잔병조차 앓은 일이 거의 없었다. 느릅나무 잎도 약으로 쓴다. 봄철에 돋아나는 어린 순으로 국을 끓여 먹으면 불면증이 사라진다. 느릅나무 잎은 부작용이 없는 천연 수면제이다.

　느릅나무는 '천지의 음기를 받아 자라는 나무'라고 하는데, 그 때문인지 채취하거나 말릴 때 햇볕을 보면 약효가 반 이하로 떨어진다. 그래서 해뜨기 전인 새벽에 뿌리껍질을 채취하여 그늘에서 말려 두고 약을 써야 한다고 알려져 있다.

1) 효능
　① 입술의 문제는 거의 위장 때문인데 유근피가 좋다.

　② 역류성식도염과 위염에는 유근피가 좋다.

　③ 알레르기 비염도 염증이기 때문에 효과가 있다.

　④ 제약회사 신약개발 분야에 일하는 분이 십이지장궤양으로 한약을 먹었지만 증세가 더 심해졌는데 유근피를 먹고 깜짝 놀랄 정도로 좋아졌다.

　⑤ 강아지 구토할 때도 먹이면 뚝 그친다.

2) 주의사항

① 느릅나무 뿌리의 껍질을 유근피라 하는데, 연하게 달여 먹는다. 20g 정도에 물 두 대접 정도를 넣고 30분 정도 달여서 마시고 재탕, 삼탕을 해도 좋다.

② 유근피는 체질에 상관없이 염증에 효과를 볼 수 있다. 염증이 없다면 태양인이 굳이 쓸 필요는 없다.

③ 축농증을 가진 태양인 금양체질인데 유근피를 마시면 명치가 살짝 답답하고 미미한 두통을 느꼈다. 이런 증세의 원인은, 유근피는 위산분비를 억제하기 때문에 오래 마시면 위산분비가 줄어들어 소화기능이 저하될 수 있기 때문이다.

④ 유근피가 좋다고 오래 마시면 어지럽고 머리가 띵하고 멍해질 수 있는데, 그럴 때는 즉시 중단하거나 양을 줄인다.

3) 유근피와 비염

축농증 때문에 수십 년 동안 맛도 모르고 냄새도 못 맡던 사람이 유근피를 달여 마시고

감각을 되찾는 사례가 있다. 웬만한 콧병은 한 달이면 치료가 가능하고 식습관만 문제없다면 재발할 일도 없다. 감기에 자주 걸리고 코가 막혀 수시로 킁킁거리던 아이가 유근피로 완치된 사례도 있다. 알레르기 비염으로 줄줄 흐르는 콧물과 눈물, 코막힘, 재채기, 눈/코 가려움 등의 증세도 유근피를 쓰고 체질에 맞게 섭생을 하면 무난히 다스릴 수 있다.

유근피가 광범위한 증상을 다스릴 수 있는 원리는 무엇인가? 모든 병이 발생하는 공통적인 과정은 신체 내부의 만성염증인데 천연 항생제 역할을 하는 유근피가 염증을 잡아주기 때문이다.

(13) 두 얼굴의 소금

정제염이나 암염은 99% 염화나트륨 덩어리다. 나트륨은 혈압을 올리니 이런 소금을 먹으면 당연히 혈압이 올라간다. 칼슘과 칼륨은 혈압을 내리는데 정제염이나 암염은 혈압을 올리는 나트륨만 있고 칼슘과 칼륨은 거의 없다.

천일염(장판염과 토판염으로 구분됨)은 미네랄 덩어리다. 천일염에는 염화나트륨만 있는 것이 아니라 각종 미네랄이 다양하게 함유되어 있다. 천일염에 풍부하게 포함된 칼슘, 칼륨, 인, 셀레늄, 망간, 아연 등의 미네랄이 작용하여 몸 안에 과다하게 들어온 나트륨을 배설시키는데 문제가 없다.

"하루에 소금 3g를 줄이면 한 해에 92,000명의 목숨을 살릴 수 있고, 240억 달러의 예산을

절감할 수 있다." 미국 유명 대학연구팀의 논문 요지다. 이 말이 타당할까?

시중의 식품은 대부분 정제염을 사용하고 있다. 미네랄이 결핍되고 염화나트륨만 잔뜩 섭취하니 말썽이 나는 것이다. 만약 염화나트륨투성이의 정제염이나 암염 대신 미네랄소금을 사용한다면 문제가 안 된다.

정제염을 쓰는 집에서도 김치만큼은 국산 천일염으로 담근다. 정제염이나 중국산 천일염으로 담그면 얼마 못 가 김치가 물러 터져버린다. 한국 천일염이나 죽염은 미네랄이 풍부하고 알칼리를 띠고 있기 때문이다.

우리 몸의 신진대사를 주도하는 것이 소금이다. 소금이 부족하면 신진대사가 원활하지 못하고 혈액이 산성화되어 면역력이 저하된다. 사람이 밥을 먹고 소화시킬 수 있는 것도 소금 때문이다. 소금의 염소

성분은 위액의 재료가 된다. 소금 섭취가 부족하면 위액의 농도가 묽어져 소화에 장애가 발생한다. 천일염이나 죽염을 먹으면 소화가 잘되는 것도 이 때문이다.

다양한 소금 체험담

① 태양인 금양체질인데 천일염을 먹고 손발이 따뜻해졌다.

② 태양인 금양체질인데 앉았다 일어나면 머리가 핑했는데 소금섭취 후 그런 증상이 사라졌다.

③ 태양인 금음체질인 한 여성은 평소 물을 거의 마시지 않고 소화가 안 되어 오랫동안 고생했는데 물에 천일염을 타서 마셨더니 손발이 따뜻해지고 소화기능이 한층 좋아졌다.

④ 태양인 금음체질에게 눈떨림은 간이 지쳤을 때 주로 나타나는데, 죽염이나 천일염을 물에 타서 마셨더니 눈떨림이 없어졌다.

⑤ 치약으로 대충 양치하고 죽염을 칫솔에 묻혀 잇몸 골고루 닦으며 마사지해주는 것도 구강건강에 좋다.

⑥ 나이가 들면 미각이 둔해지면서 음식을 짜게 조리하는 수가 많으며, 떨어진 식욕을 돋우기 위해 일부러 짭짤한 음식을 선호하는 경우도 많아 특별한 주의가 필요하다. 음식이 뜨거울 땐 짠맛을 덜 느끼니 식은 후 간을 맞추는 게 좋다.

⑦ 모든 음식은 좋은 면도 있지만 양이 지나치면 역효과가 있다. 예를 들어, 한 여성이 하루에 1.5~2리터의 죽염물을 마셨다. 그 결과 만성 두통이 완화되고 자궁근종의 크기가 줄어들었지만 예상치 못한 당뇨병 증상이 나타났다. 아무리 좋은 음식이라도 양이 많으면 몸에 무리가 가고 다른 부작용이 생길 수 있다. 음식이 약이나 독이냐는 섭취량에 달렸다.

(14) 물은 얼마만큼 마셔야 할까

등산이나 운동을 하면 대사가 촉진되고 체온이 올라가 소변량이 늘어난다. 산에 오르다 보면 자주 소변이 마려운 이유도 이 때문이다. 배뇨는 몸 안의 대사 노폐물을 배출한다는 의미와 수냉식 구조의 우리 몸이 수분배출을 통해 체온을 조절한다는 의미가 있다. 우리 몸에 물이 필요하면 몸은 두뇌에 신호를 보내 갈증을 느끼게 한다. 그 갈증을 가라앉힐 만큼 충분히 물을 마시면 탈수를 걱정할 필요는 없다.

충분한 신체적 활동이나 적절한 식사를 하지 않는 경우 신체기능이 저하되어 갈증을 느끼지 못할 수도 있고, 이는 몸에 수분부족을 야기한다. 수동식 펌프의 손잡이를 위아래로 움직여 지하수를 끌어올리려면 먼저 마중물을 한 바가지 넣어줘야 한다. 마찬가지로 우리도 의식적으로 적당히 물을 챙겨 마셔야 신체기능이 활성화된다. 그러나 억지로 과다한 양의 물을 마시는 것은 좋지 않다. 가장 바람직한 것은 충분한 신체활동이나 적절한 식사를 통해 생체기능이 활성화되어 자연스럽게 갈증을 느끼고 그 갈증을 해소할 정도로 충분히 물을 마셔주는 것이다.

우리 몸이 필요한 물의 양은 다음과 같이 네 가지로 구분할 수 있다:

- 기본 필요량: 우리 몸이 정상적으로 대사를 수행하기 위해 필요한 양이 갈증을 통해 자연스럽게 요구된다. 이 갈증을 충분히 가라앉힐 만큼 마시면 된다.

- 추가 필요량

    ① 신체적 활동으로 인한 필요량: 신체적 활동은 대사를 촉진해 체온을 올리고 인체는 땀이나 배뇨를 통해 체온을 조절한다. 그로 인해 자연스럽게 갈증이 난다.

    ② 계절적 필요량: 무더운 여름에는 체온조절을 위해 모공을 통해 배출되는 수분량이 늘어나고, 그 결과 자연스럽게 갈증이 난다.

- 건강악화로 인한 요구량 감소: 건강이 좋지 않을 때는 생체기능이 저하되어 물이 덜 땅긴다. 이때 억지로 물을 과다하게 마시면 체온이 저하되어 몸에 부담이 된다.

- 체질에 따라 필요량이 다르다.

① 소음인(수양체질, 수음체질) 및 태양인 금음체질은 오장육부의 서열에서 비장/위장의 서열이 가장 낮거나 두 번째로 낮기 때문에 대사량이 적은 편이고, 따라서 물의 요구량도 그만큼 적다. 특히 소음인의 경우 다른 체질이 시도하는 1.5~2리터씩의 물을 지속적으로 마시는 경우 심각한 건강문제를 겪게 된다. 이 체질은 식사 중 물이 많이 마시는 경우 소화능력이 떨어지니 식사 후 별도로 마시는 것이 좋다. '밥 따로, 국 따로'라는 건강법이 있는데, 이런 체질의 사람이 고안하지 않았나 생각된다.

이 체질은 여간해서 갈증을 잘 느끼지 않아 물 마시기에 소홀할 수 있으니 기본 생체기능을 유지하는데 필요한 양은 잘 챙겨 마신다. 단숨에 한 컵을 비우기 힘들면 조금씩 여러 번에 걸쳐 마시면 된다.

② 태양인 금양체질, 태음인, 소양인은 다른 체질보다 물의 필요량이 더 크다. 몸이 자연스럽게 물을 요구하도록 신체적 활동량을 늘려라. 이 체질인 사람이 그다지 물이 땅기지 않는다면 신체적 활동량이 적거나 건강하지 않은 상태이다.

이와 같이 얼마만큼 물을 마셔야 하냐는 체질, 신체적 활동, 계절, 건강상태, 식사량, 나이, 그리고 개인의 신체적 특성에 달렸다. 이런 요소들을 감안해 적당량의 물을 마신다.

사례 1:

물을 적게 마신 날에는 몸이 아프고 수면장애에 시달렸습니다. 처음에는 이것을 모르고 몸이 불편하면 화장실에 가곤 했습니다. 그러다가 우연히 물을 마셨더니 몸이 괜찮아졌습니다. 물을 마시지 않으면 속이 불편한데, 물을 마시고 잠시 있으면 속이 괜찮아집니다.

사례 2:

저는 태음인 목양체질입니다. 저는 오랫동안 따뜻한 물을 마셔왔는데 건강증진에 아주 효과적이었습니다. 전에 저의 기본 체온은 35.5도였는데 4년간 따뜻한 물을 충분히 마셨더니 이제는 37도입니다. 저는 첫 2년간은 하루 2~3리터를 마셨는데 너무 배가 불러 불편해서 이후 섭취량을 줄였습니다. 이제는 한 번에 조금씩 자주 마시고 있습니다. 충분히 물을 마시고 나서부터 건강이 좋아졌습니다.

사례 2에 대한 필자 코멘트: 태음인 및 소음인은 따뜻한 물을 마시는 것이 좋습니다. 시원한 물은 태양인 및 소양인에게 맞습니다.

사례 3:

수음체질의 중년 여성이 물을 많이 마시는 것이 좋다는 말을 듣고 하루 6~7잔씩 물을 챙겨 마시기 시작했다. 1년이 지나자 그녀는 두통, 복통, 속쓰림, 소화불량, 과도한 위산, 현기증으로 걷기조차 힘들었다.

병원 건강검진 결과에 의하면 그녀는 위염이 있고 위가 전혀 움직이지 않는 상태인데, 이는 스트레스로 인한 것이라 의사가 말했다. 그녀는 치료를 위해 건강에 좋다고 알려진 각종 귀한 건강식품을 다 먹었지만 도움이 되기는커녕 점차 병세가 악화돼 2년 더 지나자 살아날 가망이 없었다.

이후 미국에서 8체질전문클리릭을 운영하는 송병찬 한의사가 그녀를 소음인 수음체질로 악화되어 온갖 이상 증세가 생겼다고 진단했다. 죽을 위기에 처했던 그녀는 자신의 체질에 맞는 식이요법으로 3주 만에 회복했다.

신체에서 물의 중요성

몸에 물이 부족하면 소금의 삼투압작용으로 세포 안의 물이 흘러나와 부종이 생긴다. 물을 많이 마셔서가 아니라 물을 안 마셔 부종이 생기는 것이다. 변비도 물을 배출시키지 않으려는 현상의 하나이다. 피부온도가 높으면 물이 빠져나가니까 이를 막기 위해 피부온도를 저하시켜버린다. 물을 제대로 안 마시는 여자의 손을 만져보면 시체처럼 차갑다. 냉증이 이런 맥락으로 생기는 것이다. 물 부족으로 쌓인 노폐물이 몸을 돌아다니며 질병을 일으킨다.

물을 마시기 시작하면 제일 먼저 바뀌는 것이 피부의 변화이다. 피부의 생명은 45일이다. 이 기간을 지나면 피부가 좋아진다. 생활습관의 변화로 모든 증상이 하루아침에 바뀌는 것이 아니고 신체의 부분에 따라 회복 주기라는 것이 각각 다르니 그 중간과정에서 나타날 수 있는 일시적 고비에 당황할 필요가 없다.

위에 언급한 바처럼 몸 안의 수분부족은 많은 건강문제를 야기한다. 그렇다면 무조건 물을 많이 마신다고 몸 안의 수분부족이 해결되는가? 몸 안의 수분 부족을 야기하는 원인으로 다음 두 가지를 들 수 있다.

- 물을 적게 마셔 수분 부족이 발생한다. 따라서 갈증을 해소할 정도로 충분히 마신다.
- 정상적으로 물을 챙겨 마시지만 건강문제로 몸이 수분섭취를 제대로 못해 수분 부족이 발생한다. 이런 원인 때문에 수분 부족이 발생할 때 억지로 많은 물을 마시게 되면 흡수력이 더 떨어져 수분 부족 상황을 더 악화시킬 수 있다. 이 경우 원인을 찾아 적절히 대처해야 한다.

(15) 운동시간, 운동강도, 운동량은 어느 정도가 좋은가

1) 운동시간과 효과

운동을 한 번에 긴 시간 동안 하는 것과 여러 번에 걸쳐 하는 것은 차이가 없다. 한 연구에 의하면, 30분 동안 한 번에 운동하는 것과 10분씩 세 번에 걸쳐 운동했을 때 혈압, 혈당, 혈중 콜레스테롤 등의 건강측정 수치의 개선 정도가 비슷한 것으로 나타났다. 너무 강도 높은 운동을 몰아서 한꺼번에 하는 경우는 몸에 집중적인 무리가 가해지지 않도록 유의해야 한다.

2) 중장년의 지나친 운동은 해롭다

회복력이 강한 성장기에는 왕성한 신체적 활동이 좋지만 나이가 들어감에 따라 회복력이 떨어지기 때문에 중장년의 지나친 운동은 반드시 이롭지만은 않다.

연세대 보건대 연구팀의 연구에 의하면 하루도 빠짐없이 운동을 하면 신체가 회복할 시간이 없이 피로가 계속 쌓여 심장과 혈관에 부담을 주기 때문에 오히려 질병의 예방 효과가 줄거나 아예 사라졌다.

알맞은 운동이 근력, 체력, 심폐기능을 강화시켜주기는 하지만, 잘못된 격한 운동은 오히려 건강을 해칠 수 있다. 격한 운동은 순간적인 산소량이 많이 필요하고 이 때 산소의 산화과정에서 활성산소 발생이 증가된다.

파리를 두 그룹으로 나눠 한 그룹은 비좁은 공간에 가두어 날지 못하게 해서 운동량을 제한하고, 다른 쪽은 공간에 제약을 두지 않았다. 그러자 운동량이 적었던 그룹의 수명이 3배가 길었다. 운동으로 인해 짧은 시간에 유해 활성산소가 과다배출 되고 이것이 노화와 관련관 될 수 있다.

3) 운동이 관절염에 좋은 이유 밝혀졌다

운동이 퇴행성 관절염으로 인한 연골 손상을 막는 데 도움이 되는 과학적 이유가 처음으로 밝혀졌다. 영국 퀸 메리 런던 대학의 마틴 나이트 기계생물학(mechanobiology) 교수 연구팀은 운동이 관절에 있는 세포들에 기계적인 힘을 가해 염증 분자들의 활동을 억제함으로써 연골의 퇴행을 막는다는 연구결과를 발표했다.

4) 소음인과 운동

질문: 운동으로 땀을 흘리면 배가 급속히 차가워지는데 왜 그런가요?

미국에서 수백 명의 뛰어난 전문가들을 동원해 연구를 했는데, '운동을 하면 건강이 증진되는데, 미국인의 10% 정도는 운동을 하면 건강증진 효과가 없거나 건강이 더 나빠진다'는 결과가 나왔다. '이유는 알 수 없음'이었다. 8체질의 프레임으로 이를 보면 쉽게 설명이 된다. 미국인의 10%는 땀을 내면 체력이 저하되는 소음인으로 본다면 설명이 된다. 체력이 약한 경우 금음체질이나 수양체질도 땀을 과하게 흘리는 정도의 운동이 좋지 않지만, 특히 수음체질은 땀을 내는 정도까지 운동을 하면 오히려 기력이 떨어진다.

그러나 생명체가 활동을 멈춘다는 것은 퇴화이다. 운동량의 차이지 어떤 사람이든지 적정한 신체활동을 통해 대사를 촉진시키는 것이 바람직하다.

5) 무릎 아프면 운동하지 말아야 하나

무릎 등 관절이 아프면 운동으로 인해 통증이 더 악화될 거라 생각해 통증이 완전히 사라질 때까지 움직임을 최소화해야 한다고 생각하기 쉽다.

그러나 관절에 통증이 있으면 적정 강도의 운동을 통해 관절 주변의 근육을 강하게 만들어 통증을 줄여나가야 한다. 맨몸 스쿼트나 런지 같은 하체 운동이나 가벼운 무게의 덤벨 운동이 관절 강화에 도움이 된다. 그러나 무릎 통증이 심한 상태에서 바벨 등을 이용한 고중량 스쿼트를 하는 건 무릎 건강에 되려 해가 될 수 있어 주의해야 한다.

6) 걸을 때마다 심하게 다리 통증을 느끼는 사람도 걸어야 하나

걷기 운동은 모든 사람들에게 권장된다. 그렇다면 걸을 때마다 심하게 다리 통증을 느끼는 사람도 걸어야 할까? 이런 신체적인 상태인 사람들을 두 그룹으로 나누어 걷기 운동을 한 그룹과 일반치료만 한 그룹으로 나누어 신체적인 변화를 측정했더니 운동을 한 그룹에서 월등하게 보행능력이 향상되었다. 걷기운동의 건강증진효과는 일일이 나열할 수 없을 만큼 막대하다. 건강한 사람이나 그렇지 못한 사람이나 걷기운동은 건강증진을 위해 절대적으로 필요하다. 다만 신체적인 상태에 따라 운동량을 조정하는 것은 필요하다.

(16) 푸른잎채소와 녹즙

같은 태양인이라도 금음체질은 금양체질에 비해 덜 양적이다. 간이 약한 두 체질 모두에게 푸른잎채소가 유익하지만 그러나 금음체질은 추운 겨울에 냉한 성질인 푸른잎채소를 너무 많이 섭취하면 한기로 불편함을 느낄 수 있다. 이럴 때는 양적인 성질의 대추차나 생강차를 연하게 소량 마시면 속이 편안해진다. 금양체질은 양적인 기운이 강해 대추차나 생강차가 좋지 않다.

푸른잎채소만으로 갈아 만든 녹즙은 매우 냉한 성질이라 바로 마시면 금음체질에게 부담스러울 수 있으니 조금씩 씹는 식으로 마시거나 섭취량을 줄이거나 혹은 다른 완충하는 품목을 넣는다.

금음체질의 한 여성에 의하면, 채소를 녹즙으로 섭취하는 것도 좋지만 생으로 먹거나 데쳐 먹으면 힘이 더 나고 안색이 밝아진다 한다.

채소를 갈지 않고 통째로 먹으면 섬유질과 섬유질에 함유된 (녹즙으로는) 추출되지 않은 성분까지 먹을 수 있고, 씹는 과정에서 야채의 전체 성분이 침과 골고루 섞여서 좋은 시너지를 낸다. 가공이 덜 된 자연식품이 더 많은 생명력을 갖는다는 의미이기도 하다.

태양인은 푸른잎채소가 잘 맞지만 녹즙을 마시면 몸이 가렵다는 사람도 있다. 아마 채소는 순수하게 유기농이 아니어서 화학물질의 흔적이 남아있을 수도 있다. 통째로 먹을 때는 이런 증상이 없는 것으로 미뤄 씹는 과정에서 미세 유해 성분이 섬유질 등 성분과 섞여 중화돼 소화가 잘 되는 것으로 추정된다.

위가 안 좋아 양배추, 브로콜리를 4개월째 꾸준히 먹었는데 검진결과 간수치가 높아졌다는 사례가 있는데 야채의 청정도와 관련이 있어 보인다.

(17) 건강한 식생활과 다이어트

1) 가짜 배고픔에 속지 마라

끼니 때가 되면 에너지 보충을 위해 배고픔을 느낀다. 그러나 에너지 보충을 위한 열량이 필요하지 않을 때도 뇌가 배고픔의 신호를 보내기도 하는데, 이런 가짜 배고픔에 응하지 않고 버티는 동안 우리 몸은 지방을 태워 살을 빼고 건강도 좋아진다. 그렇지 않고 배고프다고 즉시 음식을 먹으면 혈당이 올라가고 지방은 그대로 쌓인다.

① 스트레스를 받아도 배가 고프다.

스트레스로 인해 세로토닌이 줄어들면 이를 늘리기 위한 메커니즘이 작동해 배고픔을 느끼게 된다. 또한 스트레스는 코르티솔을 과다분비시키고 이로 인해 식욕을 억제하는 렙틴 분비량이 감소해 식욕을 돋운다.

② 평소 식사량에 익숙해져 배가 고프다.

에너지가 부족하지 않는데도, 평소 먹는 양에 익숙해져 습관적으로 부족분을 메우기 위해 배고픔을 느낀다. 위는 음식물 섭취량에 따라 용량이 변화되는 신기한 장기다. 본래 주먹만한 위가 현재의 늘어난 상태에서 다 채워져야 포만감을 느낀다. 시간을 두고 점차 식사량을 줄이면 인체에 큰 탈없이 위는 본래의 주먹만한 크기로 되돌아온다. 2~3주만 조금 먹으면 위가 작아져 많이 먹기 어려워진다. 3~4일이면 배고픔에 어느 정도 적응이 되어 버틸만하다.

③ 과음 후에 배가 고프다.

푸짐한 안주를 먹고도 과음 뒤에 배고픔을 느끼는데, 이 역시 가짜 배고픔이다. 음주로 간이 알코올의 해독작용을 하느라 글리코겐을 포도당으로 변화시키는 일을 미루느라 혈당이 떨어져 잠시 뇌가 배고프다는 신호를 보낸다. 그 잠시를 견뎌야 한다.

가짜 배고픔을 이기는 방법은 운동과 같은 신체적 활동이다. 강도 높은 운동으로 엔도르핀이 분비되어 스트레스 호르몬인 코르티솔에 대항하는 것이다.

배가 고파도 음식물을 공급하지 않으면 이에 대응하여 인체의 대사 시스템도 칼로리를 덜 소모시키는 메커니즘이 작동한다.또한 식사량이 적어지면 생존의 위기감을 느낀 세포들은 재생에 쓰던 에너지까지 보수유지 쪽에 투입하기 때문에 세포 소멸이 줄어들어 수명이 연장된다.

배가 꼬르륵 소리가 날 때까지 음식을 절제하면 신체의 적응으로 인해 면역력이 강화된다.

음식이 독이냐 약이냐는 양에 달렸다. 우리가 섭취하는 음식은 필요한 영양을 공급하지만 동시에 간에 노동을 시키고 음식의 대사과정에서 노폐물을 발생시킨다. 그러니 필요한 영양을 얻으면서도 불필요한 노폐물 발생과 간의 부담을 최소화하는 균형점이 식사량이 되어야 한다. 이 균형점보다 조금 적게 먹으면 인체도 이에 대응해 칼로리를 덜 소모시키니 오히려 부족함이 건강에 유익하다.

공장에서 자동차를 조립할 때는 사용하지 않는 부품은 남겼다가 다음 조립 때 사용되지만, 우리 인체는 몸에서 필요하지 않아도 과잉 섭취한 음식을 모두 처리해야 한다. 즉 아침밥을 평소보다 두 배로 먹어도 점심때 다시 식사를 해야 한다. 이 과정에서 소화기관은 평소보다 많은 량의 일을 하느라 혹사당하고 노폐물도 그만큼 더 발생해 혈액의 염증수치를 높인다.

2) 일주일에 한두 번은 저녁을 거른다

꼬박꼬박 세 끼를 챙겨 먹어야 한다는 고정관념을 버려라. 일주일에 한두 번은 저녁을 거른 채 잠자리에 든다. 처음에는 허기가 들고 기운도 없어 다소 힘들지 모르지만 점차 몸이 가벼워지고 피부도 좋아지는 것을 느끼게 될 것이다.

저녁을 거르면 칼로리 섭취가 줄어들게 되고 이로 인해 자연히 신진대사율도 낮아지기 때문이다. 즉 우리 인체는 일찌감치 하루를 마감하고 재충전의 시간을 갖게 되며 수면촉진제인 멜라토닌 호르몬을 분비하기 시작한다. 멜라토닌은 피부미용과 탈모예방에도 좋을 뿐만 아니라 발생을 억제하는데도 좋다.

저녁을 굶으면 인체의 에너지 절전모드 상태가 아침까지 이어져 적은 식사량으로도 아침을 넘길 수 있다.

이런 식의 저녁 한 끼 굶기에 비해, 장기단식은 영양결핍을 초래하는데, 특히 굶은 채 활동량을 유지하면 인체는 에너지원을 얻기 위해 제지방(근육, 뼈, 뇌, 장기 순으로)이 손실된다. 특히 단식 후 본능적으로 폭식을 하기 때문에 오히려 단식으로 몸을 망치기 쉽다.

이렇게 장기 단식은 건강을 해치고 요요현상을 수반하지만, 저녁 한 끼 굶기는 가장 안전하고 효율적인 건강 및 다이어트법이다.

- 사례 1: 하루 2식으로 건강이 좋아졌어요

저는 태양인입니다. 40대부터 항시 변이 묽고 설사를 자주 했습니다. 60대가 되어 아침굶기를 해보기로 했습니다. 아침은 11시 30분 전후, 저녁은 6시 전후로 2식만 먹었더니 변 상태가 좋아지고 속도 편안해졌습니다. 주변에서도 제 얼굴이 좋아졌다는 말을 하고, 제가 느끼기에도 컨디션이 너무 좋아졌습니다. 많은 일본인들이 1식 혹은 2식만 하고 생선을 즐기는 이유가 태양인이 많기 때문이라 들었습니다. 대장이 긴 태양인이 2식을 해보는 것은 상당히 근거가 있어 보이네요.

- 사례 2: 하루 한 끼로 건강을 누리는 우리나라 최초의 여류비행사 김경오 총재

식단만 잘 짜면 한 끼로도 충분히 건강을 유지할 수 있다. 우리나라 최초 여류비생사인 김경오 총재(89세, 영어교육전문가 이보영이 큰딸임)는 젊은 시절부터 하루에 점심 한 끼를 충실히 먹는다. 저녁은 아예 안 먹고, 아침도 보통 거른다. 그럼에도 평생 건강을 누리면 왕성한 사회활동을 해왔다.

김경오 총재는 금음체질로 추정되는데, 이 체질은 비장/위장이 약장부에 속하기 때문에 소식을 하는 편이다. 이에 비해 금양체질은 비장/위장이 강장부에 속하기 때문에 식탐이 있는 편이라 소식을 힘들어 하는 편이다.

3) 단식, 하루 한 끼, 아침굶기가 건강에 유익한가?

부실한 식사로 충분한 영양공급이 되지 않는 경우 인체가 에너지원을 끌어다 쓰기 위해 근육, 뼈, 뇌, 장기의 순으로 제지방 손실이 일어난다는 면에서는 굶지 않는 것이 좋을 것 같지만, 그러나 식사량을 줄이는 경우 이에 대응하여 인체의 대사시스템도 칼로리를 덜 소모시키는 메커니즘이 작동하기 때문에 제지방 손실이 완화되는 측면이 있다.

따라서 영양이 부실한 고칼로리 가공식품을 배제한 균형잡힌 건강한 자연식 음식을 제대로 섭취한다면 하루 한 끼를 줄여도 건강상에 큰 문제가 없다.

음식물을 섭취하면 소화를 위해 체내의 에너지와 혈액이 위와 장으로 몰려 상대적으로 뇌로 가는 양이 줄어들어 무기력감, 졸음 등으로 집중력이 저하된다. 당연히 업무효율이 저하되고 시간을 낭비한다. 그러니 제대로 된 두 끼, 혹은 몸에 피로가 나타나지 않을 정도로 간단한 간식을 한다는 가정하에서 아침 굶기는 업무집중력 제고로 능률을 극대화한다.

위는 우리 주먹만한 크기이니 이를 채울 정도의 음식량이면 되는데, 음식이 풍요로운 시대이다 보니 위가 늘어난 상태에서 다 채워야 포만감을 느끼게 된다. 이로 인해 대부분 필요량 이상의 칼로리를 섭취한다. 따라서 늘어난 위가 본래의 주먹만한 크기로 돌아오려면, 서서히 줄이면서 상당 기간의 적응기간이 필요하다. 갑자기 식사량을 줄이면 인체의 영양시스템은 적응을 못하고, 위는 심한 공복감으로 아우성치며 폭식을 야기한다.

충분히 적응된 상태에서 영양의 균형을 갖춘 한 끼 거르기는 지식노동자에게 시간과 건강을 선사한다.

4) 간헐적 단식

하루 24시간 중 8시간만 음식물을 섭취하고 나머지 16시간은 공복을 유지하는 방법이다. 예를 들어, 저녁식사를 8시에 끝냈다면 다음날 낮 12시에 점심을 먹으면 16시간 공복상태가 된다.

배에서 '꼬로록' 소리가 나면 우리는 '배가 고프다' 또는 '배꼽시계가 음식을 넣어달라고 신호를 보내니 음식을 먹어야지'라고 생각한다. 하지만 이것은 오해다. '꼬로록' 소리는 장이 꿈틀거리면서 소장에 남아있는 노폐물을 아래로 밀어내리는 청소시스템이 작동하는 소리다. 이동복합운동(Migrating Motor Complex)이라 부르는 이 운동은 식후 4~5 시간이 넘어서 소장이 비워지고 음식물이 대장으로 넘어갔을 때 만 일어난다. 공복시간이 10시간 이상이 되어야 효과적으로 장청소가 일어난다. 만약 꼬로록 소리가 난다고 음식을 먹는다면 장청소 시스템은 멈추고 장은 깨끗하게 청소되지 않을 것이다. 현대의학은 소장 기능 이상이 각종 면역질환과 난치병의 근본 원인이라고 설명한다. 소장을 잘 청소할수록 즉, 공복시간을 12시간 이상 유지할수록 몸은 건강해질 것이다.

미국 존스 홉킨스대학 연구결과 간헐적 단식은 복부 지방을 줄이고 항노화, 항암효과는 물론 치매 예방 효과까지 있는 것으로 나타났다. 식사 직후 우리 몸은 포도당을 에너지로 사용하지만 공복 8시간부터는 지방을 분해한 케톤을 사용하는데, 이 케톤이 여러 항산화 물질들을 활성화시켜 뇌세포 등 세포를 복원시키기 때문이다.

5) 소식을 위해 오래 씹어 먹어라

잘 씹어 먹으면 식사시간이 길어져 소화기관에서 흡수되는 포도당의 양이 증가하고 혈당치가 높아져 포만중추가 자극을 받아 포만감을 느끼게 되어 과식을 피할 수 있다.

밥 한 숟갈에 최소 30번은 씹어라. 씹을 때 분비되는 침은 입안을 부드럽게 해 음식물을 씹고 삼키게 하고, 치아·구강 점막의 미생물, 음식찌꺼기 등을 세척할 뿐 아니라 항암작용까지 한다.

78㎏에서 47㎏으로 몸무게를 무려 31㎏이나 줄인 어느 주부의 감량 노하우는 천천히 씹는 식습관이었다.

6) 다이어트

살이 찐다는 것은 지방세포가 증가하고 그 지방세포의 크기가 비대해지는 것을 의미한다. 생성된 지방세포 숫자는 절대 줄어들지 않는다. 살이 빠진다는 의미는 지방세포 숫자는 그대로이고 크기가 작아지는 것을 의미할 뿐이다.

지방세포의 크기를 줄이려면 아래와 같은 세 가지 방법이 있다.

① 칼로리 섭취를 제한한다

② 건강으로 생체기능이 활성화되어 세포 내 미토콘드리아가 지방을 제대로 태운다.

③ 운동만으로 살을 빼려면 하루 네 시간 이상 해야 하는데 골병든다.

이런 정상적인 방법이 아닌 약물이나 수상한 건강식품으로 살을 빼면 심각한 부작용을 수반한다. 혹은 영양결핍을 초래할 정도로 음식물을 억제하면 필요한 에너지원을 얻기 위해 제지방(근육, 뼈, 뇌, 장기)이 손실된다. 어떤 경우이든지 요요현상을 피할 수 없다. 균형 잡힌 소식으로 칼로리 섭취를 최소화하고, 적절한 운동을 통해 건강한 세포의 미토콘드리아 활동강화가 최선의 다이어트 방법이다. 칼로리 섭취 최소화, 영양균형, 미토콘드리아 활성화를 위해서는 건강한 밥상이 좋다. 이른 시간에 저녁식사를 간단히 하는 것은 숙면과 건강 다이어트에 도움이 된다. 늦은 저녁식사를 피해야 한다.

스탠퍼드 대학교에서 조사한 바에 의하면 다이어트를 해서 줄어든 체중을 5년간 유지할 수 있는 확률은 5%에 불과하고, 10년을 유지하는 것은 0%에 수렴한다. 즉, 다이어트 유지는 칼로리 제한의 문제가 아니라, 몸이 건강해야 세포 내 미토콘드리아가 왕성히 지방분해를 함으로써 가능하다. 아래 사례가 그러한 상징적 예이다.

제1장에 "15년을 건강문제로 극심하게 시달린 30세 여성이 한 달 만에 회복하며 자연스럽게 10kg을 감량하다"라는 사례가 나온다. 체질에 맞는 섭생으로 건강을 유지하는 것이 가장 효과적인 다이어트법이다.

(18) 수맥이 건강에 미치는 영향

필자는 사람들 건강상담을 할 때 건강악화를 야기할 만한 다른 이유를 찾지 못한 경우 수맥을 의심해본다. 집 이사를 하거나 직장의 사무실이 바뀐 경우 이유 없이 건강문제를 겪는 경우 수맥을 의심해봐야 한다. 간혹 새로 인테리어를 하고 새집증후군으로 건강문제를 겪는 경우도 있다. 수맥 지역이 넓은 경우 가족 전체가 영향을 받고, 특정 방에만 흐르는 경우 그 방을 사용하는 사람만 영향을 받는다.

수맥이 그리 세지 않는 경우 혹은 태음인이나 소양인의 경우 처음에는 별 이상을 느끼지 못한다. 그러나 시간이 지나 그 영향이 누적되면 건강문제가 나타난다.

수맥이 아니더라도 공간은 장소에 몸이 느끼는 편안함이 다르다. 같은 집에서도 방마다 편안함이 다르고 그래서 수면의 질에도 영향을 미친다.

잘 때 머리가 향하는 방향에 따라 수면의 질이 달라지기도 한다. 필자의 경험에 의하면 태양인은 북쪽이나 서쪽이 편안하다. 누운 상태에서 머리 방향을 달리해 오링테스트를 하는 식으로 편안한 방향을 찾아볼 수 있다.

1) 수맥과 8체질

일반적으로 교감신경긴장체질인 태양인 및 소음인이 수맥에 민감하게 반응하다. 그러나 시간이 지나면 부교감긴장체질인 태음인 및 소양인도 그 영향을 느끼게 된다.

2) 수맥과 나침판

수맥파가 흐르면 곳에서는 자기장이 교란되기 때문에 나침반이 남북을 정확히 향하지 않는다. 이런 점에 착안해 수맥을 알아보려는 곳에 나침반 2개를 나란히 뒀을 때 서로 가리키는 방향이 다를 때는 수맥을 의심해봐야 한다. 나침반은 전자기기에도 방향이 교란되니 나침반 주변이나 바로 아랫집 천장의 전자기기 등으로 인한 교란인지 여부도 따져봐야 한다.

수맥은 지상에서 가까운 곳 뿐만 아니라 고층아파트까지 미친다.

3) 내가 겪은 수맥

- 사례 1:

심포니에너지란 태양광제조회사에 관리본부장으로 근무를 시작했는데, 아침에 출근해 자리에 앉아 30분쯤 지나면 온몸의 기운이 다 빠진 듯했다. 컴퓨터 앞에서 업무를 수행하기도 어려웠고, 자리에 앉아 있는 것만으로도 힘겨웠다.

수맥 때문일 거라 추정하고 내 자리 주변에 동판을 깔았더니 바로 컨디션이 정상적으로 회복되었다.

- 사례 2:

해외에 근무할 당시 숙소에 방을 배정받았는데, 첫날 수면 중에 가위눌림을 겪었다. 이전에 같은 방을 사용했던 직원에게 물었더니 자신도 그 방에서 그런 일을 겪었다 했다. 이후 다른 방으로 옮겼더니 아무 문제가 없었다.

- 사례 3: 아토피가 드문 목음체질에 아토피가 발생한 사례

쌍용자동차정비업체를 운영하는 친구를 오랜만에 만났는데 아들이 아토피로 고교를 1년 넘게 휴학 중이라 했다. 친구집을 방문해 아들 체질을 봤더니 태음인 목음체질로 감별되었다. 이 체질은 아토피가 드문 체질이다. 식생활이 아닌 다른 요인이 있을 거라 짐작되어 그 학생이 자는 방에 가서 살폈다.

수맥검사를 해보니 그 학생이 쓰는 침대에서 가슴이 닿는 곳을 중심으로 강력한 수맥이 흐르고 있었다. 본래 그 방은 누나가 쓰던 방이었는데, 누나가 미국의 대학원으로 유학을 떠난 후 그 동생이 물려받아 쓰고 있었다. 그 누나는 베란다를 터서 방을 넓힌 베란다 쪽으로 머리가 가도록 침대를 배치하고 사용했는데 동생은 침대 방향을 바꿔 방 안쪽으로 머리가 가게 해서 사용했기 때문에 수맥이 강한 쪽으로 몸이 노출된 것이었다. 이로 인해 면역력이 저하되고 몸이 제대로 기능하지 못해 아토피가 생긴 것이다.

4) 수맥파로 인한 인체의 영향
① 불면증에 시달리며, 잠이 들어도 깊이 들지 못하고, 악몽에 시달리거나 가위눌림을 겪는다.

②아침에 일어나기 힘들고, 자고 나도 항상 피로하고 몸이 무겁다.

③정서적으로 산만하여 일이나 공부에 집중하기 어렵다.

④신경통, 관절염, 암 등 각종 질병에 걸리기 쉽다. 임산부는 사산하거나 기형아를 낳기 쉽다.

⑤ 건물의 벽이 갈라지고 식물이 잘 자라지 않는다.

⑥ 컴퓨터 및 정밀 전자기기가 고장이 잘 난다.

(19) 전자파의 위험성

아래 박스 안의 내용으로 추론할 때 필자는 전자파가 몸에 매우 해롭다고 확신한다.

혈자리에 침으로 보하거나 사하는 식으로 침법을 구사해 치료하는 것처럼, 혈자리에 작은 자석을 부착해 치료하는 치료법이 있다. 각 체질마다 정해진 방식에 따라 작은 자석을 경락의 순방향 혹은 역방향으로 해당 혈자리에 부착해 N극과 S극이 어느 방향으로 향하느냐에 따라 사하고 보하는 효과로 치료하는 치료법이다.

혈자리마다 반응이 다르고, 같은 혈자리라도 어느 방향을 향하느냐에 따라 보하냐 사하냐가 달라진다. 이런 엄격한 침법 규칙에 벗어나 침이나 자석을 사용하면 부작용이 나타난다.

위에 언급한 자석치료법처럼 우리 인체는 작은 자석에도 반응하는데 전자기기에서 발생하는 훨씬 강력한 전자파에 반응하는 것은 지극히 당연하다. 레이저침이나 자석이 혈자리에 일정한 방식으로 가해져야 부작용이 없는데 전자파와 자기장은 모든 혈자리에 무차별적으로 쏟아지니 당연히 인체의 자율신경에 교란이 일어나고 생체기능은 저하된다. 그 결과 건강 이상이 발생한다.

전에 필자는 큼지막한 은목걸이를 찬 적이 있다. 며칠 지나자 허벅지 부근에 커다란 몽우리가 생겼다. 알고 봤더니 그 은목걸이는 다른 금속이 함유된 가짜 은목걸이였고 여기에서 발생한 파장이 경락을 타고 오장육부의 기운에 해를 가한 것이었다. 즉시 은목걸이 착용을 중단했기에 망정이지 더 큰 화를 당할 뻔했다. 이런 상태를 방치하고 몽우리가 커지거나 다른 증상으로 확대되었을 때 병원을 찾아 약이나 수술을 선택했다면 악순환을 겪었을 것이다.

필자는 천연황토염색침구류에서 나오는 보이지 않는 기운(원적외선으로 알려져 있다)으로 화를 당한 적도 있다. 황토천연염색은 교감신경긴장체질(태양인, 소음인)에게는 해롭다. 금양체질인 필자는 이 그룹에 해당되기 때문에 황토염색이 몸에 해롭다. 필자는 그런 위험성을 모르고 1주일간 몸에 밀착해 사용했다.

그러자 두피에 뭐가 나고 가슴이 꽉 막힌 듯하고 소화도 안 되었다. 그러한 상태가 점차 나빠져 명치 오른쪽이 수시로 쑤시기 시작했다. 1월에 시작한 가슴통증이 갈수록 심해졌다.

그러던 중 5월-6월 2달간 매주 일요일 3시간씩 8체질의학을 배웠고, 서투른 초보의 솜씨로 기본방을 적용해 5개월씩이나 심각하게 겪고 있던 가슴 통증을 단번에 치료했다. 그 때 사용한 혈자리는 4개였고 가장 기초적인 침법인 기본방이었다. 이후에도 체질감별 봉사를 할 때 이 기본방에 정신방을 추가해 증상에 상관없이 무조건 적용했는데 그 때마다 효과를 봤다.

이러한 예에서 보는 바처럼, 모든 식품과 물질은 보이지 않는 기운을 가지며 이것들은 인체와 상호작용해 건강에 영향을 미친다. 전자기기에서 내뿜는 전자파와 자기장은 이러한 유해한 파장들 중 하나다.

1) 전자파 노출을 줄이기 위한 지침

① 전기담요에서 발생하는 전자파를 주의한다. 물을 순화시키는 방식의 온수매트는 안전하다. 다만 온수매트도 가열하고 순환하는 펌프와 가까운 경우 전자파의 영향을 받을 수 있으니 충분한 거리를 둬야 한다.

② 음성통화 때는 이어폰과 마이크를 사용하고, 통화 대신 문자를 사용한다.

③ 통화할 때 전화기에 얼굴을 너무 가까이 대지 않는다.

④ 지하실, 깊은 산골 등은 휴대폰의 수신 신호가 약해지면서 전자파 발생이 더 많다. 빠른 속도로 이동 중인 지하철, 버스 안에서는 전자파가 7배나 강하다.

⑤ 고압전류가 흐르는 송전선에 가까이 가지 않는다.

2) 전기장판 부작용 사례

사례 1:

질문: 저는 여름에도 땀이 거의 나지 않고 다한증도 없습니다. 그러나 겨울에는 전기장판에 누워있으면 손발에 땀이 납니다. 수족냉증도 없는데 왜 이러죠?

답변: 전기장판에서 발생하는 전자파로 인해 인체의 생체기능이 교란되기 때문입니다. 이런 예로 비추어볼 때, 전기장판과 상관없이 평소 다한증을 겪는 사람도 면역력이 훼손되어 인체의 생체기능이 제역할을 하지 못하기 때문이죠. 이런 증상은 8체질섭생 및 8체질침법을 통해 치료하면 효과를 볼 수 있습니다.

사례 2: 전기장판을 켜고 자면 무릎 안쪽에 긁힌 듯한 상처가 생겨요.

사례 3: 전기장판을 사용하고 있는데, 새벽에 속이 불편하고 식은땀이 나서 깼습니다.

(20) 구충제와 암치료

1) 항암제의 독성과 내성의 문제

항암제는 암세포를 죽이지만, 세포에 '독성'으로 작용하여 이로 인해 면역력을 저하시켜 부작용을 초래한다. 또한 계속 사용하는 경우 항암효과가 감소되는 '내성'의 문제가 있다. 항암제를 계속 사용하는 경우 암세포에 글루코프로텐이 과다 생성되어 항암제의 분자구조를 유출시켜 암세포는 살아남아 증식되는데 이것이 내성이다.

2) 구충제의 작용원리, 상대적으로 안전하다

구충제 알벤다졸(혹은 펜벤다졸, 메벤다졸, 플루벤다졸)의 약리작용은 기생충의 세포골격을 구성하는 미세소관(microtubule)의 형성을 억제하여 생명활동에 필요한 포도당 흡수를 차단해 사멸시킨다. 구충제는 이러한 약리작용 원리로 인해 상대적으로 안전하다.

3) 구충제가 암세포를 억제한다

구충제가 항 기생충 효과만 있는 것이 아니라 여러 가지 종양세포의 증식을 강력하게 억제하는 작용이 있다는 보고들이 나오고 있으며, 이 항 종양세포증식작용은 종양세포의 혈관내피성장인자의 발현을 억제하는 것과 관련되는 것으로 알려지고 있다. 실험실 연구뿐 아니라 임상연구 결과도 많은데, 간 전이를 동반한 대장암 환자에게 고농도의 알벤다졸을 투여하여 종양표지자가 정상으로 돌아오는 보고도 있다.

구충제를 이용한 세포실험에서 항암효과가 입증된 사례는 아주 많다. 2011년 연세대에서 수행된 연구의 제목은 '난소암세포접종 무흉선 누드마우스에서 알펜다졸의 복강내투여가 종양성장과 혈관내피성장인자 발현에 미치는 영향'이다. 혈관내피성장인자(VGF: Vascular endothelial growth factor))가 많이 나타날수록 암이 커지고 적을

수록 억제가 되는 것이다. 연구결과 구충제를 투여한 누드마우스에서 VGF가 유의적으로 감소하며 복수가 감소했고, 항암제 투여 누드마우스에서도 복수가 감소했지만 직접적인 세포독성으로 인한 것으로 이는 생명력의 약화를 초래한다.

구충제 복용으로 효과를 봤다는 질병의 범위는 무좀, 강직성 척추염, 뇌경색, 당뇨, 패혈증, 폐암, 대장암, 알레르기 비염/축농증 등 헤아릴 수 없을 만큼 매우 다양하다.

한 유튜브 영상에 의하면, 35년간 강직성 척추염에 시달렸던 사람이 어떤 치료법으로도 효과를 못 보았고 통증으로 2시간 이상 연속 수면을 취하지 못했으며 소염진통제로 버텼는데 구충제 알벤다졸을 먹고 근 1달간 진통제 없이 지내고 잘 자고 소화불량도 개선되었다. 발가락 무좀이 없어지고 발뒤꿈치 각질도 좋아졌다.

4) 암의 원인과 구충제가 암세포에 작용하는 원리
알풍스 웨버(독일의사)에 의하면, 일반혈액검사에서 검출되지 않는 세포 크기보다 작거나 비슷한 크기의 미세기생충에 감염되어 암이 발생한다. 미세기생충은 인간의 모세포에 있는 백혈구, 적혈구의 헤모글로빈 등을 먹이로 하며, 특히 혈관을 통해 다른 기관으로 전이된다. 그 양이 늘어날수록 전이되어 암이 커지는 속도는 더 빠르게 변한다. 건강했던 기관이 미세 기생충의 공격으로 병들고 결국 암종양으로 성장하게 된다. 이처럼 모든 암에는 작거나 큰 기생충 형태가 있다는 것이 그의 주장이다.

건강한 사람의 혈관구멍으로는 미세 기생충이 통과하지 못한다. 그러나 방사능, 독성물질 요인이나 면역력이 떨어진 사람은 혈관의 구멍을 기생충이 뚫고 나온다. 이렇게 외부로 나온 미세 기생충은 다른 기관으로 옮겨 가게 된다. 혈관을 튀어나온 미세 기생충이나 유충은 다른 기관에서 터를 잡고, 번식하고, 다시 종양을 만든다.

면역이 정상적으로 작동하는 건강한 사람은 NK면역세포(대식세포)가 초미세 기생충을 잡아먹는다. 이것이 면역의 한 단면이다. 치안이 잘 유지되는 사회에서 경찰이 범죄를 예방해 사회질서를 원활히 통제하는 것에 비유된다. 공기, 음식, 문고리, 행주 등 이 세상 어디에도 기생충은 존재한다. 아무리 치안이 엄격해도 범죄가 있는 것처럼 아무리 건강한 사람이라도 이러한 바이러스, 박테리아, 기생충, 암세포가 몸 안에 존재한다. 다만 건강한 사람의 경우 정상적 사회에서 치안이 유지되듯이 면역세포가 이러한 무리들을 포획해 없앤다. 어느 날 갑자기 사회가 전복되어 무정부상태에 빠지지는 않는다. 그 요인이 서서히 축적되면서 어느 임계점을 넘어서면 급격히 사회질서가 와해된다. 싱싱함을 유지하는 나뭇가지는 꺾는 순간부터 서서히 시들며 세균이 증가하고 부패하기 시작하는 것처럼 사람도 면역력이 약해지면 염증이 증가하면서 바이러스와 박테리아가 늘어나고 기생충이 출현한다. 이로 인해 암이 발생하고 미세 기생충은 이를 주변에 퍼뜨린다. 사회의 범법자가 늘어나면서 주변지역으로 범죄지역이 확대되고 통제불능의 상태로 진행되는 것과 같다.

범죄자를 제압해 치안을 강제하는 경찰처럼 구충제는 기생충을 제거해 몸의 면역력을 회복시키고, 이로 인해 우리의 생체기능이 복원되면서 면역세포가 암세포를 잡아먹는 자연치유가 작동하는 것이다. 이런 면에서 볼 때 구충제는 암세포에 직접 작용하지 않으니 자연치유의 맥락으로 보는 것이 적절하다.

5) 당신이라면 구충제를 복용하겠는가

장기를 둘 때 상대편 왕을 잡기 위해 상대의 병력을 제거하며 압박해나가는 방식이 구충제라고 비유할 수 있다. 상대의 병력을 외곽에서 공격해 없애는 식으로 세를 제거하면 결국 왕도 잡게 된다. 적의 주변부에서 점차 적의 심장부로 진격해가는 식이 아니라 곧장 상대의 핵심부로 진격하면 아군이 적의 반격으로 무너질 수 있는데, 이는 항암제를 곧장 암세포에 주입해 건강한 세포조차 피해를 입어 면역력이 무너지고 결국 암에 무너지는 것과 같다.

2021년 10월 1일 네이버 지식인에 30대 여성이 질병으로 인한 고통을 호소하는 글을 올렸다. 중학교 때부터 30대가 되기까지 몸이 아파 자살하고 싶을 만큼 시달렸다 한다. 이에 내가 그 여성의 8체질을 판단하고 그에 맞게 섭생법을 알려줬고 30일 만에 건강을 회복하고 실컷 먹고도 10kg를 자연스럽게 감량했다.

2018.5.30일에 50대 후반 여성의 체질감별을 해줬는데, 그분은 그보다 일주일 전에 종합병원 검진 결과 3개월 이내에 간이 굳어진다는 검사결과를 받았다. 8체질감별 결과에 따라 태양인 금음체질에 맞는 식단과 감식초를 먹고 보름도 안 되어 평소 일어났다 설 때 아프던 허리가 좋아지고 가슴두근거림/소화불량 등 평소 겪던 문제들이 대부분 해소되었다.

이러한 두 건의 치유 사례를 구충제를 복용하고 효과를 봤다는 강직성척추염의 사례와 비교해보자. 이러한 사례 모두 약성이 작용해 증상을 치료하는 방식이 아니다. 면역력을 높여 생체기능이 정상으로 작동하면서 몸이 스스로 회복하는 자연치유에 이른 것이다. 구충제는 기생충에 직접 작용해 몸의 면역기능을 회복하고, 8체질 섭생은 식생활을 통해 면역력을 작동시켜 기생충을 제압한다. 구충제나 8체질 섭생이나 기생충 제압으로 자연치유에 이른 결과는 같다. 그렇다면 어떤 방식을 택할 것인가?

어느 사회이든 잠재적 범죄자는 있기 마련인 것처럼, 기생충은 있느냐 없느냐의 문제가 아니라 밀도와 세력의 문제다. 젊은 사람들은 NK면역세포(대식세포)가 제 역할을 하니 구충제 복용이 절실하지 않겠지만, 중년 이상이라면 대부분 건강상태가 신통이 않을 것이고 그만큼 바이러스, 박테리아, 기생충의 서식밀도도 높을 테니 여름철 보건소 차량이 공기 중 세균 서식밀도를 낮추기 위해 연무소독을 하듯이 주기적으로 구충제를 복용해 잡범들이 설치는 몸 안의 무질서를 평정해주는 것도 나쁘지 않을 것 같다. 용량이 셀수록 강한 구충효과를 발휘하겠지만 간의 해독기능이 약한 체질이라면 기생충의 전멸보다 개체수 감소가 가능한 정도의 구충제 용량/사용빈도를 택하면 되겠다.

항암제의 독성과 내성에 대해 언급했지만, 약도 독성과 내성이라는 동일한 문제를 가지고 있다. 간이 약한 체질은 약의 독성을 제대로 해독하지 못해 약이 효과가 없고 오히려 부작용을 일으킨다. 따라서 간의 해독능력이 약한 체질이라면 약은 우선 선택 대상이 아니다. 8체질에서는 체질에 맞는 약재를 잘 선택한다면 이러한 독성과 내성의 문제를 최소화할 수 있다. 구충제도 약이니 이런 관점에서 조명해볼 수 있다.

인터넷에서 '구충제 부작용'으로 검색해보면 수많은 부작용이 검색된다. 약은 독인데 이 독을 인체가 처리 가능한 용량으로 줄여 사용하는 것이 약이다. 즉 약이냐 독이냐는 용량의 문제다(이러한 관점은 음식에도 적용될 수 있다. 과도한 섭취로 약만큼은 아니지만 인체에 해를 줄 수 있다는 의미다). 그러니 약물의 해독능력이 약해 민감한 사람의 경우 부작용을 겪을 수 있다.

이런 부작용은 호전반응(명현현상)일 수 있다. 강바닥을 청소할 때 바닥에 쌓인 퇴적물로 인해 일시적으로 흙탕물이 일어나듯이 인체도 상태가 호전되기 전 일시적 불안정으로 상태가 악화될 수 있는네 며칠 정도 잘 이겨내서 사라지는 경과적인 것이라면 호전반응이고, 건강상태가 호전되지 않고 지속되면 부작용이다.

6) 구충제는 제도권 질병치료에 편입될 수 있을까

의사, 한의사는 병을 치료하지만 자연치유로 병을 고치는 사람이 아니다. 대체의료를 적용하며, 식생활을 개선하고, 공기 좋은 전원에서 유유자적하며 심신이 평안하면 생명력이 살아나기 마련이다. 그런데 이를 처방할 수는 없다. 항암제, 양약, 한약은 약성으로 각각의 병증을 치료하지만, 구충제의 치료 과정은 약성이 작용해 직접 병증을 치료하는 개념이 아니고 자연치유의 개념이니 이는 의사의 질병치료 처방이 될 수 없다. 물론 기생충 제거를 목적으로 하는 것이라면 처방이 될 수 있겠지만.

사회의 각 단위는 최적의 효율을 추구하는 조직이 아니다. 각 영역의 이해관계를 조정하고 구성원의 권리를 지켜주기 위해 룰을 만든다. 경제적 행위를 할 수 있는 것은 개인적 능력의 문제가 아니라 룰로서 부여한 자격의 문제다. 제도권 의료 역시 치료의 효율보다는 의사 자격의 유무로 치료를 허용하고 수익을 보장하는 자본주의 기반 경제적 시스템이다. 병원의 수익이 창출되지 않는다면 병원도 없다. 이 말이 의미하는 바는 추정이 가능하리라 믿는다.

7) 구충제의 한계

간혹 본인은 아파 죽겠는데 정밀검사에서 문제없음으로 나오는 답답한 상황이 기생충이 원인일 수도 있다. 사회로 치면 범죄는 발생했는데 경찰이 범인의 흔적을 못 찾고 있는 상황이다. 치안이 약화되어 도둑이 활개치는 것처럼, 몸의 면역력이 저하되어 이런저런 잡스런 바이러스, 박테리아, 미세 기생충이 활개치는 상태라면 구충제가 역할을 할 수도 있다. 구충제가 아닌 다른 건강관리기법으로도 몸의 무질서상태를 회복할 수 있고, 나이 먹어 몸의 노화로 생체기능이 절대적으로 떨어져 섭생만으로 한계가 있다면 구충제의 도움을 받는 것도 대안이 될 수 있겠다.

공장에서 제품을 생산할 때 원재료와 노동력을 투입하면 생산량이 증가한다. 그러나 원재료와 노동력을 늘려도 공장의 설비능력 이상으로 생산량을 늘릴 수는 없다. 마찬가지로, 구충제도 무한히 건강을 증진시키는 것이 아니라 한계가 있다. 현재의 면역력이 너무 낮아 병과 싸워 이길 수 없을 때 구충제의 도움을 받을 수 있겠지만 그렇지 않은 경우 굳이 구충제에 의존하기 보다 다른 방안을 찾는 것이 좋다.

8) 구충제의 자연치유 원리와 8체질의 B형 간염 자연치유 원리

구충제에 대해 위에서 다룬 내용에서 주목할 관점은 다음 두 가지이다:

① 질병치료에서 구충제효과는 자연치유의 원리에 기반한다.

② 항바이러스제는 독성과 내성의 문제를 가지고 있다.

아래 표는 B형 간염의 치료에 있어서 현대의학과 8체질의학의 차이를 요약한 것이다. 위에 언급한 두 가지 사항과 같은 맥락으로 핵심 사항은 다음과 같다.

① 8체질의학에 의한 B형 간염치료는 자연치유에 기반한다.

② 현대의학에 의한 B형 간염치료는 부작용이 있고, 항바이러스제에 대한 내성의 문제가 있다.

	현대의학	8체질의학
발병 원인	간염바이러스의 출현이 원인이다. 간염바이러스가 출현하고, 바이러스 복제로 간의 염증이 악화한 결과가 간염이다.	간염바이러스가 직접적인 원인이 아니다. 먼저, 간에 염증이 발생하고, 이어 간염바이러스가 간에 들어가 복제를 시작해 간염이 야기된다. 즉 면역력 저하로 야기된 간의 염증을 방치하고 이후 간염바이러스가 출현해 복제가 활발해지면서 간염상태가 되는 것이다.

치료법	라미부딘은 바이러스 복제를 억제하는 1세대 간염치료제인데, 이 치료제는 바이러스 저항성과 심각한 부작용에 직면했다. 이 치료제로 인해 바이러스 수가 줄었는데도 간 질환 자체가 진행되면서 바이러스가 더이상 통제되지 않고 신장 등 다른 장기에 손상을 주는 리바운드 효과가 발생한다. 차세대 항바이러스제를 개발하는 것도 같은 문제에 직면할 가능성이 높다.	바이러스성 질환을 치료하는 살균방(바이러스방)으로 바로 간염을 치료하지 않는다. 먼저 장계염증방(장염방)으로 간의 염증을 다스리고, 이어서 살균방(바이러스방)을 사용한다. 그러면 인체는 생체기능이 복구되면서 면역이 작동하고 그 결과 활발했던 바이러스 복제가 억제되면서 어렵지 않게 B형간염이 완치된다. 나의 경우 결혼 전 B형 간염이 점차 간경화 초기까지 진행됐지만 8체질섭생으로 건강관리를 잘 하고, 금양체질인 나와 수음체질인 와이프와 음양오행의 기운이 상호보완적이라 자연치유되었다.

9) 코로라19와 구충제 이버멕틴(ivermectin)

- 이버멕틴은 FDA가 승인한 구충제로서 HIV, 뎅기열, 인플루엔자, 지카 바이러스 등 광범위한 바이러스에도 효과가 있는 것으로 알려졌다. 모내시대학교가 주도한 공동연구에 의하면 이버멕틴은 세포 배양에서 SARS-CoV-2 바이러스를 48시간 이내에 죽이는 것으로 나타났다.

- 2021년 1월 4일자 데일리 메일 온라인판에 의하면, 이버멕틴이 입원한 코로나19 환자들의 사망 위험을 최대 80%까지 줄일 수 있다는 연구 결과가 나왔다. 이 연구는 앤드루 힐 박사가 주도하고 세계보건기구(WHO)가 의뢰했다. 아래는 요약이다:

환자	조치	결과
573명의 Covid-19 환자	이버멕틴 복용	8명의 환자 사망
510명의 Covid-19 환자	플라시보 복용	44명의 환자 사망

환자	조치	결과
100명의 Covid-19 경증 환자	이버멕틴 복용	평균 5일 이내에 바이러스 제거
	복용하지 않음	평균 10일 이내에 바이러스 제거
100명의 Covid-19 중증 환자	이버멕틴 복용	평균 6일 이내에 바이러스 제거
	복용하지 않음	평균 12일 이내에 바이러스 제거

10) 코로라19 백신접종 후 부작용

백신접종후 겪는 부작용의 인과관계는 쉽게 규명되지 않는다. 우리 몸이 여러 부위로 나뉘지만 모두가 한덩어리처럼 유기적으로 상호작용하고 그 과정에서 무한대에 가까운 복잡한 변수의 순차적 생화학을 제대로 규명한다는 것은 불가능하기 때문이다. 자연계의 대기 작용이 워낙 변수가 많아 한치도 틀림없이 일기예보를 할 수 없고, 바다를 가득 매운 바닷물의 움직임을 한치의 틀림도 없이 예측할 수 없는 것과 같다.

페니실린에 쇼크반응을 보이는 경우가 있는데 거의가 토음체질이나 금양체질에 발생한다. 이 두 체질은 장부구조가 매우 유사한데, 간이 오장육부에서 가장 낮거나 두 번째로 낮은 서열이라 약물에 대한 간의 해독기능이 약하다. 이러한 특성을 고려할 때, COVID-19 백신접종 후 부작용은 주로 이 두 체질에 발생하는 걸로 추정된다.

코로나19 백신접종후 부작용을 겪은 사람들이 미국의 Vaccine Adverse Events Reporting System에 접종 이전의 과거 알레르기 이력을 밝힌 바에 따르면 견과류, 계란, 스테로이드, 우유, 각종 약물 등을 언급했다. 이러한 유형의 알레르기 반응은 주로 금양체질에 나타난다.

약물에 취약한 금양체질 및 토음체질의 특성상 8체질의학의 섭생 및 침법이 코로나19를 예방, 치료 및 후유증에 대처하는 가장 효과적인 수단이라 판단된다.

(21) 8체질과 색깔

각각은 체질은 고유의 파동이 있고, 이 파동으로 인해 색깔이 보하는 장기는 색깔마다 다르다. 이렇게 혈자리에 가하는 침처럼 색깔도 오장육부의 기운에 영향을 미치기 때문에 색깔에 대한 생체 반응은 체질마다 다르다.

그래서 의복, 벽지, 침구, 선글라스 등이 무슨 색이냐에 따라 우리 몸이 보이는 반응이 다르다. 폐와 파동이 같은 흰색은 폐의 기운을 증폭시킨다. 폐의 기운을 눌러야 간의 기운이 살아나는 태양인은 흰색이 폐의 기운을 상승시켜 간의 기세를 짓누르는 격이 되고 오장육부의 불균형이 심화되어 면역력이 약화된다. 폐가 약한 태음인에게는 폐의 기운을 상승시키는 흰색이 좋다. 태양인은 간의 기운을 상승시키는 파랑색이 좋다.

어린아이가 밤에 자려는데 놀라고 경기를 해서 잠을 못 이뤄 권도원 박사에게 데려왔다. 권 박사가 벽지의 색깔을 물었더니 푸른 색깔이라 했다. 간이 강한 태음인 아이인데 푸른색이 더욱 간의 기운을 솟구치게 해 문제가 된 것이다. 붉은 색깔의 방으로 아이를 옮겨 재웠더니 잠을 잤다.

간이 강한 태음인은 브라운 색깔의 안경을 끼면 괜찮은데 그린이나 블루 색깔을 끼면 좋지 않다. 반대로, 태양인은 브라운 안경을 쓰면 점점 눈이 나빠진다.

펜으로 경락을 따라 선을 그어보면 체질에 따라 각 경락상에 색깔이 칠해지는 정도가 다르다. 예를 들어 폐와 파동이 같은 흰색 펜으로 폐 경락을 따라 선을 칠하면 태양인은 선이 잘 칠해지지 않는다. 태양인은 폐가 오장육부 서열에서 가장 높기 때문에 폐 경락이 같은 파동을 가진 흰색을 밀어내기 때문이다. 이에 비해, 폐가 오장육부 서열에서 가장 낮은 태음인은 흰 선이 폐 경락을 따라 잘 그려진다.

파랑색과 파동이 같은 간경락을 따라 파란색 펜으로 선을 그으면 위의 폐경락과 반대 결과가 나온다. 태양인은 간이 오장육부 서열에서 가장 낮기 때문에 간경락이 같은 파동을 가진 파랑색을 끌어당기기 때문이다. 이에 비해, 간이 오장육부 서열에서 가장 높은 태음인은 파랑색을 밀어내기 때문에 파랑 선이 간경락을 따라 잘 안 그려진다.

위와 같이 색깔에 따라 다르게 반응하는 것으로도 체질을 추정할 수 있다.

대상이 색깔에 다르게 반응하는 사례를 자연계에서 찾아볼 수 있다. 옻칠은 방수, 방충, 방염의 효과가 크기 때문에 제기, 공예품, 가구 등의 마감재료로 널리 사용되고 있다. 옻칠을 사용한 흔적은 5000년 전까지 거슬러 올라간다.

빨강, 초록, 파랑, 노랑, 흰색 안료를 옻칠과 섞은 뒤 발색과 접착력 테스트를 했더니 빨간색 안료는 50%만 혼합해도 접착력에 문제없이 충분한 색을 냈다. 이에 비해 초록색, 파란색, 노란색, 흰색 안료는 70~80% 이상 넣을 경우 접착력이 급격히 떨어지는 현상을 확인했다.

8체질에서 옻은 양적인 성질이 강한 것으로 본다. 이 성질이 빨강색 파동과 조화를 이루는 것으로 판단할 수 있다.

체질별 색깔

		파랑	흰색	검정	노랑
태양인	금양체질	유익		유익	
	금음체질				유익
태음인	목양체질		유익		
	목음체질				
소양인	토양체질			유익	
	토음체질				
소음인	수양체질				유익
	수음체질				

(22) 8체질과 산후조리

요즘 문화, 경제적으로 시대를 앞서가는 대한민국은 세계인의 관심을 많이 받고 있다. 산후조리에서도 한국인은 다른 나라의 추종을 불허할 만큼 대단한 열성을 보이는데, 그 엄청난 열성과 투자에도 불구하고 이 분야에서만은 오히려 역효과가 큰 것 같다.

여성들은 결혼 후 아이를 낳고 나면 극과 극으로 나뉜다. 몸이 완전히 망가져 고통스럽게 살아가는 여성이 있는 반면, 오히려 몸이 건강해지는 경우도 있다.

아래 표에서 보는 바처럼, 산후조리에 사용하는 식품은 체질에 따라 유익하거나 해로움이 매우 차이가 크다.

전통적인 산후조리 방식에 가장 취약한 체질은 태양인 금양체질이다. 이 체질은 쇠고기, 미역이 해롭고, 방을 덥게 해서 땀을 많이 빼는 것도 좋지 않다. 여기에 몸을 보한다고 인삼/홍삼, 꿀, 녹용이라도 먹게 되면 건강에 치명적이 된다. 출산 후 건강에 심각한 문제를 겪었다면 이런 여성일 가능성이 높다. 여기에 부부가 체질이 같거나 유사한 경우는 아이도 같은 체질이니 건강에 더 불리하다.

태양인 금음체질의 경우 금양체질보다 해로움이 덜 할 수 있으나 역시 전통적인 산후조리 방식이 상당히 불리하다.

소양인 토양체질의 경우 미역국을 많이 먹으면 산후풍을 겪을 수 있지만 그러나 쇠고기가 완충을 해주기 때문에 큰 문제가 안 될 수 있다.

태음인(목양체질, 목음체질)은 전통적인 산후조리가 가장 이상적인 체질이다. 쇠고기미역국, 땀내기 등이 모두 좋다. 거기다 대부분의 일상 음식이 무난하기 때문에 이런 여성은 거의가 건강을 누리고 산다.

소음인(수양체질, 수음체질)은 땀을 많이 내는 것이 매우 해롭다. 그러나 쇠고기미역국이 이를 완충하고 대부분의 보약/보양식이 맞기 때문에 그리 큰 문제가 안 된다. 이 체질은 물을 너무 많이 마시면 오히려 건강에 매우 해로운데, 산후조리 기간 만약 땀을 많이 빼고 물을 많이 마신다면 역시 좋지 않다.

		쇠고기미역국		방을 덥게 해서 땀내기	가족간 체질궁합
		쇠고기	미역		
태양인	금양체질	매우 해로움	해로움	해로움	
	금음체질	해로움	보통	매우 해로움	
태음인	목양체질	매우 좋음	매우 좋음	매우 좋음	
	목음체질	매우 좋음	매우 좋음	매우 좋음	
소양인	토양체질	매우 좋음	매우 해로움	보통	
	토음체질	보통	매우 해로움	해로움	
소음인	수양체질	보통	매우 좋음	매우 해로움	
	수음체질	매우 좋음	매우 좋음	매우 해로움	

(23) 은(silver)의 순도와 변색

은(silver): 수(水) 기운이 약한 체질의 사용자가 착용하면 색깔이 유지되지만, 수 기운이 강한 체질의 사용자가 착용하면 서서히 색깔이 어두워진다. 그러나 수 기운이 약한 사람이 착용해도 은 장신구의 순도가 낮으면 시간이 지나면서 변색이 된다. 은반지를 제법 이름 있는 귀금속상가의 한 가계에서 샀는데 사용하지 않고 뒀더니 변색이 되었다. 다른 은반지도 있는데 그것은 아무리 시간이 오래 지나도 변하지 않는다.

부록

8체질 헬프 데스크

- 연락처:

  Email : iabc9@naver.com

  카카오톡 ID : 77ENGLISH

  Facebook : www.facebook.com/mycpa

- 업무내용

  ① 8체질 교육

  ② 8체질 관련 Q & A

  ③ 본 서적의 내용에 수정사항이 발생할 경우 온라인에서 공지할 예정입니다.

  공지 웹사이트 https://blog.naver.com/iabc9/222718672911

- 네이버 8체질 카페

  ① 카페명: 8체질 코리안 힐링

  ② 링크: https://cafe.naver.com/8sunway

150여개의 삽화와 표로 입체적 분석과 설명
초보자부터 전문가까지 완벽하게 학습 가능

8체질
코리안 힐링

정윤규 지음

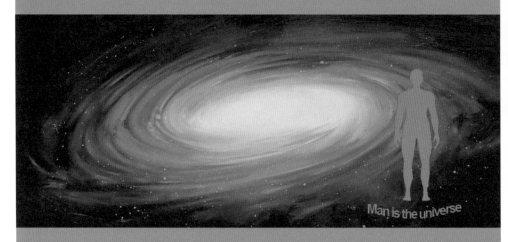

Man is the universe

- ✓ 사상체질 기준으로 체질을 알고 있다면 오진으로 봐도 무방
- ✓ 8체질감별은 침법으로 검증 가능한 유일한 체질분류법이다
- ✓ 정교한 삽화와 침법으로 일반인도 전문가 수준의 감별 가능
- ✓ 일반인도 동양의학침법 대가 수준으로 자가치료가 가능하다

한국8체질연구소

세계 최초 새로운 관점의 8체질 서적
대한민국 국민의 50%는 태양인

태양인 80% 집단 : 초등학교 교사 바둑 쇼트트랙 달리기
수영 축구 여자양궁 골프선수 스튜어디스 가수 연예인 예술가

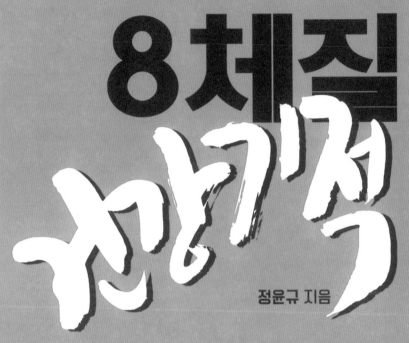

8체질 건강기적

정윤규 지음

Why?
왜 원인 모를 난치병의 90%는 태양인이 걸리는가?
왜 건강의 가장 큰 위협이 건강식품과 약인가?
왜 다른 사람의 체험담, 의사의 치료가 효과가 없는가?

"내가 만난 신은 단 두 사람이 있다. 그 하나가 모차르트요, 또 하나가 권도원이다."
도울 김용욱의 말이다. 그의 대학 시절 불치병을 치료한 것은 권도원 박사의 8체질이다.

박정희, 김대중, 노무현 대통령. 이병철 삼성 창업주가 직접 권도원 박사에게 감별 받았다.

탄핵 정국에서 세인의 입에 올랐던 "차움의원" 10년 회원권이 억대인데 8체질이 핵심운영
프로그램의 하나다. 일반인이 감별 받으려면 1년 이상 기다린다.

맑은샘

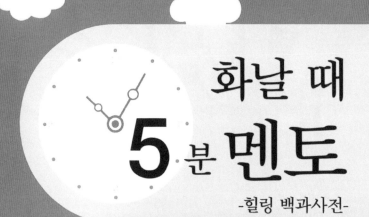

8체질 반영 개정판

이제 삶을 수리할 때입니다. 인생의 기회를 일깨워 드립니다.

외부대상은 나의 내면을 비추어주는 거울에 불과하니,
내 마음이 곧 세상이다. 그러니 내가 좋으면 세상이 다 좋다.
과거의 업으로부터 시작된 현실을 달게 받아들일 수박에 없다.
지금부터 다시 시작하면 된다.

정윤규 지음

화날 때
5분 멘토
-힐링 백과사전-

KOREAN HEALING

Eight-Constitution Medicine

by Yunkyu Chung

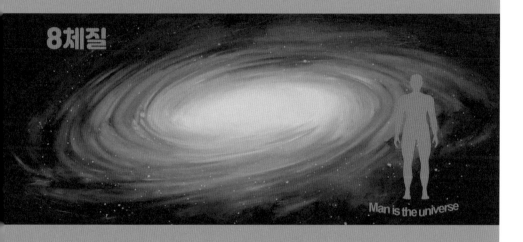

8체질

Man is the universe

With this book, even ordinary people can do what only world-class oriental medicine doctors can do, and subsequently go beyond the limits of modern medicine.

How to cope with COVID-19 & its sequelae with Eight-Constitution Medicine.